I0094210

El Sistema 3
The 3 System

El Sistema 3
The 3 System
Bilingual Edition

Mario Teresano

libros en red

www.librosenred.com

Dirección General: Marcelo Perazolo
Diseño de cubierta: Laura Gissi

Primera edición en español - Impresión bajo demanda

ISBN: 978-1-62915-420-6

Para encargar más copias de este libro o conocer otros libros de esta colección visite www.librosenred.com

El Sistema 3

Sistema basado en tres simples reglas que te permitirán mantenerte en forma, disfrutando de tu vida social

Nutrición / Entrenamiento / Suplementación

1.- Introducción

Mi nombre es Mario Teresano. Desde mi adolescencia he sido un gran apasionado del culturismo y el *fitness*, deporte que desde entonces se ha convertido en mi estilo de vida. Consultado en innumerables oportunidades sobre cómo entrenar y llevar adelante una correcta nutrición sin grandes complicaciones y privaciones, he desarrollado el Sistema 3.

El libro tiene como objetivo enseñarte a llevar un estilo de vida equilibrado, para que mantenerse en forma y con salud no tenga que ser algo tedioso ni suponer privaciones de todo tipo. Un sistema fácil de seguir por cualquier persona indistintamente de su edad, profesión u obligaciones diarias.

Recuerda que estar en forma no se trata de algo puramente estético sino que te permitirá tener un mejor estado de salud y calidad de vida.

Luego de esta breve introducción, ¡estamos listos para comenzar!

2.- El secreto de la pérdida de grasa

El metabolismo es la suma de todos los movimientos, acciones y cambios que ocurren en el cuerpo para convertir los alimentos que ingerimos en energía para vivir.

Los alimentos contienen macronutrientes como proteínas, carbohidratos y grasas, y micronutrientes como vitaminas y minerales. Los alimentos que contienen carbohidratos son los que más aumentan el nivel de glucosa en sangre. El cuerpo reacciona a la glucosa produciendo la hormona insulina. La hormona insulina es la que recoge la glucosa y la lleva a las células para alimentarlas. Si las células del cuerpo ya utilizaron la glucosa que necesitaban, la insulina creará grasa para almacenar el excedente. El cuerpo no puede producir grasa sin la hormona insulina. Esta es la causa principal del sobrepeso, exceso de glucosa y exceso de insulina.

Para adelgazar hay que reducir la producción de insulina, y esto se logra consumiendo una cantidad moderada o baja de carbohidratos, salvo que se realice una actividad física que requiera grandes cantidades de energía.

Los alimentos que producen poca insulina son las principales fuentes de proteínas, como las carnes, las aves, los pescados, los mariscos, los huevos, los lácteos, y los carbohidratos naturales como vegetales, ya sea en ensaladas o en jugos.

Los alimentos que producen mucha insulina son los carbohidratos refinados, en general las harinas y los almidones, como las pastas, el pan, el arroz, la papa, los cereales, y el azúcar, los dulces, el chocolate, los refrescos azucarados y los jugos de frutas.

Convirtiendo la dieta en un estilo de vida

La dieta es lo más importante de cualquier programa integral que utilices y es lo que representa el éxito o el fracaso en el camino de poder mantenerte en forma.

Por más que te esfuerces en el gimnasio o haciendo tu deporte favorito, por más suplementos que consumas, si no te alimentas correctamente, nunca vas a lograr el físico deseado.

Mencionaremos primeramente que *dieta* es la cantidad de alimentos y de bebidas que se le proporciona a un organismo en un período de 24 horas, sin importar si cubre o no sus necesidades de nutrición.

Por eso es importante adquirir buenos hábitos alimenticios que se conviertan en un estilo de vida saludable, efectivo y llevadero en el tiempo, ya que esto te permitirá verte y sentirte bien siempre, pero sin la presión de estar constantemente pensando que estamos realizando un tremendo sacrificio para lograrlo.

Alimentarse correctamente también elimina el tan temido efecto rebote que causan las dietas milagrosas utilizadas por personas que justamente se alimentan mal, ya que esto las lleva, por ejemplo, a matarse de hambre durante un tiempo para poder bajar una gran cantidad de kilos, hasta que no pueden más de la ansiedad y terminan abandonando todo, y al abandonarlo vuelven a recuperar el peso perdido, y en algunos casos lo suben aún más.

El resultado es un constante sube y baja de peso que lleva a la persona a terminar frustrándose, porque piensa que haga lo que haga nunca podrá verse bien, y esto no es así.

Por eso, siempre recuerda que *no tienes que empezar una dieta que vaya a terminar algún día, sino comenzar un estilo de vida que dure para siempre.*

El Sistema 3 propone una forma de comer organizada, variada y completa, que contempla pequeñas comidas trampa y que es superfácil de incorporar como hábito.

De esta manera comer bien será normal para ti, porque te permitirá cuidarte y al mismo tiempo tener una normal vida social.

Este sistema deberás mantenerlo siempre para poder cumplir, en primera medida, el objetivo de lograr estar en buena forma, y luego mantener los resultados en el tiempo.

Cuando quieras acordarte, habrán pasado meses de esta nueva forma de alimentarte, y tu figura habrá experimentado un cambio notable con respecto a la que tenías en el pasado, lo que te alentará a seguir por el mismo camino, y no querrás cambiarlo jamás.

3.- El Sistema 3, sus fundamentos

El Sistema 3 está basado en tres reglas fundamentales.

- 1.- Regla 1: el índice 3 en las comidas principales.
- 2.- Regla 2: el índice 3 en las comidas trampa.
- 3.- Regla 3: el índice 3 en el entrenamiento.

Cada una de las tres reglas tiene sus fundamentos, pero siempre se respeta el índice 3, de ahí el nombre del sistema.

Esto permite mantener un buen equilibrio en cada una de ellas, lo que hace que el sistema sea simple y fácil de seguir por cualquier persona, indistintamente de su edad, su profesión o sus obligaciones diarias.

El índice 3 en las comidas principales

La primera cuestión que surge a la hora de establecer un plan de alimentación es establecer cuántas comidas se realizarán en el día.

Anteriormente se pensaba que comer muchas veces en el día permitía mantener el metabolismo más activo, porque se consideraba que realizar múltiples digestiones suponía una mayor quema de grasas, sin embargo, en los últimos años se ha comprobado que esto no es así.

Para explicarlo más claramente, digerir 2000 kcal de alimentos consumirá la misma cantidad de calorías, se dividan estas en seis comidas o en tres. La única diferencia será que se utilizarán menos calorías por digestión en el primer caso.

También se ha comprobado que no es necesaria la ingesta de múltiples comidas en el día mediante la utilización de los ayunos intermitentes (o *intermittent fasting* en inglés), que son los protocolos alimenticios que mayor pérdida de grasa generan y que suponen comer la menor cantidad de veces.

En el ayuno intermitente se realizan ciclos regulares de ayuno y alimentación, como por ejemplo en el protocolo 16/8, que las calorías consumidas de forma habitual se ingieren en un período de tiempo de 8 horas, y se ayuna el resto del día a base de infusiones que no provoquen una digestión completa, por ejemplo té o café.

Esto permite una pérdida de grasa superior, mejora la sensibilidad a la insulina (perfecto para personas con diabetes tipo 2), aumenta la energía, reduce el colesterol, reduce la inflamación, desintoxica el organismo y mejora la función cognitiva. Cuanto más largo sea el período de ayuno, mayor será la pérdida de grasa.

No es necesario ayunar más de 16 horas como en el protocolo 16/8 para poder obtener los beneficios antes descriptos, recuerda que en el equilibrio siempre está la clave. Comer durante 8 horas de las 24 horas que tiene el día es la tercera parte, siempre se mantiene el índice 3.

Un ejemplo de ayuno intermitente podría ser el de realizar tres comidas diarias, a las 13 horas, a las 17 horas y a las 21horas, y ayunar el resto del día con infusiones.

Si realizamos tres comidas al día, que son más que suficientes para alimentarnos de forma correcta, el Sistema 3 será muy sencillo de aplicar, e incluso podremos adaptarlo perfectamente al ayuno intermitente para acelerar la pérdida de grasa.

Por otro lado, si no deseamos realizar ayunos intermitentes, dividiremos las comidas en desayuno, almuerzo y cena.

El segundo punto que debe establecerse en un plan nutricional es cómo se realizará cada comida. En el Sistema 3, cada comida está compuesta por tres porciones de alimentos. El objetivo es que cada comida nunca presente un exceso de calorías ni de carbohidratos, por lo que se explicó anteriormente en el secreto de la pérdida de grasa. A su vez, esta forma de combinar los alimentos permite llevar una alimentación variada para que no se presenten carencias nutricionales.

Otro punto importante por destacar es que en cada una de las comidas del Sistema 3, la ingesta se divide en tres porciones que permiten controlar la cantidad de calorías y de carbohidratos de los alimentos incluso sin contarlos ni pesarlos, lo que hace aún más fácil la cuestión. Un consumo adecuado de calorías con una ingesta moderada de carbohidratos (sin prescindir de ellos) te permitirá mantenerte en forma, sin estar cansado, y te sentirás superbien.

El consumo exagerado de carbohidratos es la mayor causa de obesidad y de enfermedades como la diabetes.

El índice 3 en las comidas trampa

Tres comidas trampa a la semana significan que estaremos comiendo de forma correcta en un 85% de las ingestas, y relajándonos en un 15% de las veces.

Esta es una frecuencia óptima, si las comidas trampa se realizan de la forma indicada en el Sistema 3, para no causar un desequilibrio exagerado de calorías y de carbohidratos.

Además, se debe tener en cuenta que si no se realiza más de una comida trampa en un mismo día y se reparten a lo largo de la semana, estaremos consumiendo cosas ricas de forma habitual, lo que hará que siempre nos sintamos satisfechos.

El índice 3 en el entrenamiento

En este punto es importante destacar que cada uno puede ejercitar la cantidad de veces a la semana que desee, pero tres veces es la cantidad óptima recomendada para mantener un buen estado de salud y ayudar a mantener un porcentaje de grasa corporal bajo.

Ejercitar tres veces a la semana te da la posibilidad de tener un buen rendimiento en cada sesión, un óptimo período de descanso y de recuperación, y un correcto mecanismo de supercompensación, proceso en el cual se genera una adaptación física positiva a los esfuerzos realizados.

Puedes realizar una o dos sesiones de entrenamiento en tus días francos, y en la semana laboral sólo tratar de ocupar las sesiones restantes.

Como se puede ver, el índice 3 es perfectamente aplicable a cada una de las reglas y su composición. Así es como nació el Sistema 3.

4.- Regla 1: el índice 3 en las comidas principales

En este capítulo veremos cómo realizar cada comida del Sistema 3.

Para no confundir y que resulte más sencillo al nombrar, llamaremos *comidas principales* a las realizadas para llevar adelante una correcta nutrición, y *comidas trampa* a las de libre elección.

Cada ingesta siempre se divide en tres partes iguales (porciones), cada una de ellas representada por la cantidad equivalente a un puño cerrado.

Los alimentos se dividen en cuatro grupos, y en cada ingesta se usarán tres.

La recomendación aquí es que si se sigue el protocolo de ayuno intermitente (la mejor opción), las tres comidas diarias sean almuerzo, merienda y cena, y que se comience el día con una infusión, té o café.

Si no se realiza ayuno intermitente, la ingesta se puede dividir en desayuno, almuerzo y cena. Si el día se te hace muy largo debido a tus obligaciones, y las comidas te quedan muy espaciadas, puedes agregar una merienda igual que el desayuno.

Desayunos y meriendas: Alimentos G1, G2 y G3

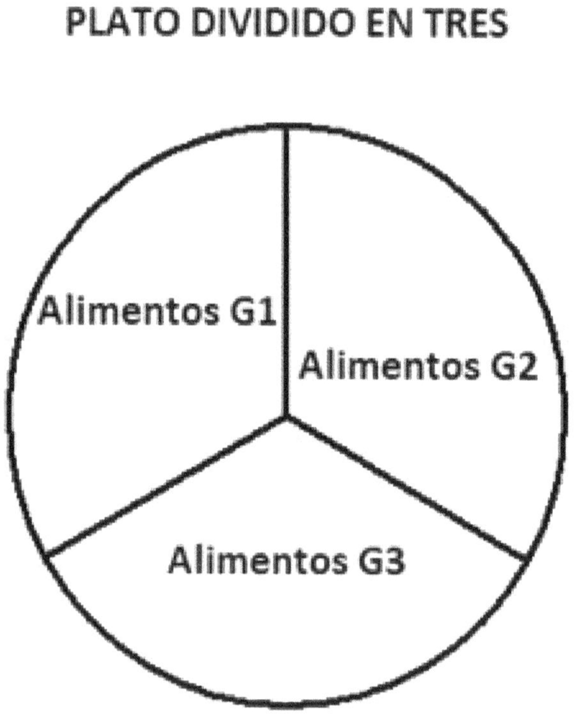

Almuerzos y cenas: Alimentos G2, G3 y G4

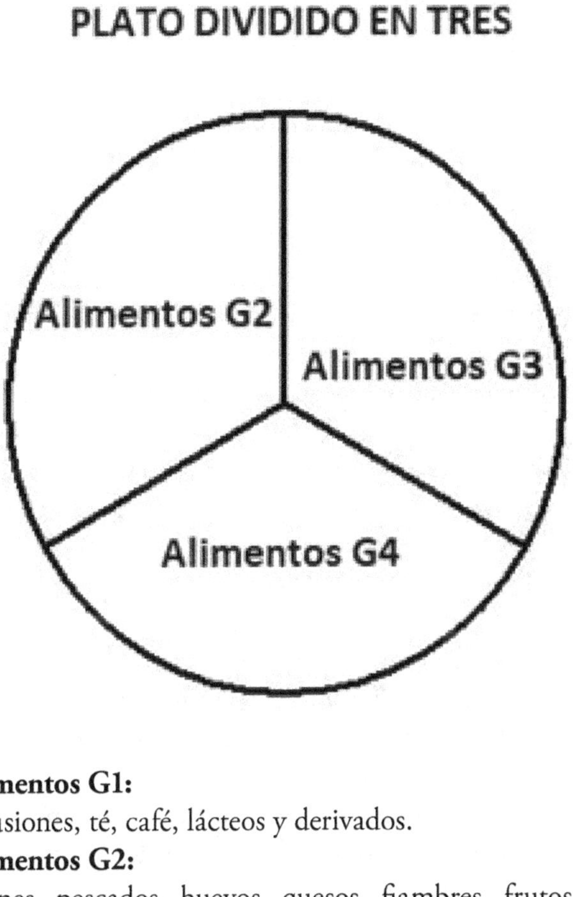

Alimentos G1:
Infusiones, té, café, lácteos y derivados.
Alimentos G2:
Carnes, pescados, huevos, quesos, fiambres, frutos secos, semillas.
Alimentos G3:
Cereales y derivados, tubérculos, legumbres, frutas, jugos de frutas.
Alimentos G4:
Verduras y hortalizas, jugos de vegetales.

NOTA: Los tubérculos, las legumbres, las frutas y los jugos de frutas se incluyen en los Alimentos G3 por su alto contenido de carbohidratos.

Como aderezos y condimentos salados, se puede utilizar sal, aceite de oliva, vinagre, especias, queso rallado, mayonesa *light* y mostaza en pequeñas cantidades.

También a las ensaladas, arroz o pastas puedes agregarles una cucharada mediana de semillas de chía, lino o sésamo, que además de aportarles sabor a tus comidas te llenará de vitaminas y de minerales.

Como aderezos dulces puedes utilizar edulcorante, estevia, mermelada *light*, etcétera.

Para beber siempre se sugiere consumir agua o bebidas sin azúcar (sin excepción).

Entre comidas puedes consumir infusiones, té y café a elección.

Puede que en las adaptaciones para vegetarianos o celíacos encuentres algunos alimentos en grupos diferentes, pero el único motivo de esto es buscar siempre un equilibrio y que cada comida principal no contenga un exceso calórico ni de carbohidratos.

También es importante remarcar que en las comidas principales se deben evitar los alimentos fritos, empanados o con alto contenido de grasa, y estos deben ser consumidos únicamente en las comidas trampa.

Por ejemplo, si en una comida principal se consume un corte magro de carne, en la comida trampa puede optarse por una milanesa frita o al horno.

Para no tener que pesar los alimentos y contar sus calorías, veremos a continuación un listado de cada uno de ellos con el tamaño de su porción recomendada para no cometer excesos (recuerda que puedes usar la siguiente lista o comparar la porción con el tamaño de un puño cerrado).

Lácteos / Derivados

- Leche entera: 1 taza
- Leche semidescremada: 1 taza
- Leche descremada: 1 taza
- Yogur entero: 1 taza / 1 unidad
- Yogur desnatado: 1 taza / 1 unidad
- Yogur con frutas: 1 taza / 1 unidad
- Nata: 2 cucharadas soperas

Carnes

- Ternera corte magro: 1 bife mediano
- Buey semigraso: 1 bife chico
- Cabrito: 1 bife mediano
- Cerdo carne magra: 1 bife mediano
- Cerdo carne grasa: 1 bife chico
- Ciervo: 1 bife mediano
- Codorniz: 1 bife chico
- Conejo: 1 bife mediano
- Cordero lechal: 1 bife mediano
- Cordero (pierna): 1 porción puño
- Faisán: 1 bife chico
- Hígado de cerdo: 1 bife chico
- Hígado de vacuno: 1 bife chico
- Jabalí: 1 bife mediano
- Lacón: 1 bife chico
- Liebre: 1 porción puño
- Pato: 1 porción puño
- Pavo pechuga: 1/2 unidad
- Pavo muslo: 1 unidad
- Perdiz: 1 porción puño
- Pollo muslo: 1 unidad
- Pollo pechuga: 1/2 unidad

Pescados

- Almeja: 10 unidades
- Anguila: 1 lonja
- Arenque: 1 porción puño
- Atún fresco: 1 porción puño
- Atún en lata: 1 unidad
- Bacalao: 1 lonja
- Boquerón: 1 taza
- Caballa: 1/2 lata
- Calamar: 1 taza
- Gamba: 1 taza
- Langosta: 1 porción
- Lenguado: 1 lonja
- Lubina: 1 lonja
- Lucio: 1 lonja
- Mejillón: 4 unidades
- Merluza: 1 lonja
- Mero: 1 lonja
- Pez espada: 1 lonja
- Pulpo: 1 taza
- Rodaballo: 1 lonja
- Salmón: 1 lonja
- Sardina: 1 unidad
- Sepia: 1 taza
- Sushi: 4/5 unidades
- Trucha: 1 lonja

Huevos

- Huevo entero (70 g): 2 unidades
- Clara (33 g): 4 unidades

Quesos

- Brie: 1/2 puño cerrado
- Camembert: 1/2 puño cerrado
- Cheddar: 1/4 puño cerrado
- Cottage: 1/2 taza
- Edam: 1/2 puño cerrado
- Emmental: 1/2 puño cerrado
- Gruyer: 1/2 puño cerrado
- Mozzarella: 1/2 puño cerrado
- Parmesano: 1/4 puño cerrado
- Queso de oveja: 1/2 puño cerrado
- Requesón: 1 taza
- Roquefort: 1/4 puño cerrado
- Fresco: 1/2 puño cerrado

Fiambres

- Jamón cocido: 5 fetas
- Paleta: 5 fetas

Frutos secos

- Almendra: 25 unidades
- Avellana: 20 unidades
- Cacahuete: 20 unidades
- Castaña: 10 unidades
- Ciruela pasa: 2/3 unidades
- Dátil seco: 5 unidades
- Higo seco: 5 unidades
- Nuez: 5 unidades
- Piñón: 30 unidades
- Pistacho: 25 unidades
- Uva pasa: 1/4 taza

Semillas

- Semillas de chía: 1 cucharada mediana
- Semillas de lino: 1 cucharada mediana
- Semillas de sésamo: 1 cucharada mediana

Cereales / Derivados

- Almohaditas de avena: 1/2 taza
- Arroz: 1 taza
- Cebada: 1/2 taza
- Copos de maíz: 1/2 taza
- Copos de avena: 1/2 taza
- Galletas: 5 unidades
- Nestum 3 cereales: 1 porción
- Pan blanco: 1 bollo
- Pan integral: 2 rodajas
- Pan tostado: 2 rodajas
- Pasta al huevo: 1 taza
- Pasta de sémola: 1 taza
- Pasta integral: 1 taza
- Polenta (harina de maíz): 1 taza
- Tapioca: 1/2 taza

Tubérculos

- Papa (patata): 1 unidad
- Batata (boniato / camote): 1 unidad
- Ñame: 1 unidad

Legumbres

- Alubia (judía seca): 3/4 taza
- Garbanzo: 3/4 taza
- Guisantes frescos: 3/4 taza
- Guisantes secos: 3/4 taza

- Haba fresca: 3/4 taza
- Haba seca: 3/4 taza
- Lenteja: 3/4 taza

Frutas

- Aguacate: 1 unidad
- Albaricoque: 1 unidad
- Arándano: 1 taza
- Cereza: 1 taza
- Ciruela: 1 taza
- Fresa: 1 taza
- Granada: 1 taza
- Grosella: 1 taza
- Higo fresco: 3 unidades
- Limón: 1 unidad
- Mandarina: 1 unidad
- Mango: 1 unidad
- Manzana: 1 unidad
- Melocotón: 1 taza
- Melón: 1 taza
- Mora: 1 taza
- Naranja: 1 unidad
- Níspero: 3/4 unidades
- Piña: 1 taza
- Pera: 1 unidad
- Plátano: 1 unidad
- Pomelo: 1 unidad
- Sandía: 1 taza
- Uva: 1 taza

Verduras / Hortalizas

- Ajo: 1 unidad
- Acelga: 1 taza

- Alcachofa: 1 taza
- Apio: 1/2 taza
- Berenjena: 1 unidad
- Berro: 1 taza
- Brócoli: 1 taza
- Calabacín: 1 taza
- Calabaza: 1 porción puño
- Cebolla: 1/2 unidad
- Col lombarda: 1 taza
- Col de Bruselas: 1 taza
- Coliflor: 1 taza
- Espárrago: 1 taza
- Espinaca: 1 taza
- Lechuga: 1 taza
- Nabo: 1 unidad
- Pepino: 1 unidad
- Puerro: 1 taza
- Rábanos: 1 taza
- Remolacha: 1 taza
- Repollo: 1 taza
- Seta: 1 taza
- Tomate: 1 unidad
- Zanahoria: 1 unidad

Aderezos / Condimentos

- Aceite de oliva: 1 cucharada mediana
- Aceite de semillas: 1 cucharada mediana
- Vinagre: A elección
- Especias: A elección
- Queso rallado: 1 cucharada mediana
- Mayonesa *light*: 1 cucharada chica
- Mostaza: 1 cucharada chica
- Edulcorante: 1 sobre

- Miel: 1 cucharada chica
- Mermelada *diet*: 1 cucharada mediana

Este sistema de alimentación ofrece muchas ventajas ya que no se prohíbe ningún alimento, por lo tanto es adaptable a las preferencias de cada uno. Al comer de todo, no existen carencias nutricionales. La ingesta de carbohidratos es moderada, lo que evita sentir cansancio, pero con la ventaja de poder mantener un bajo porcentaje de grasa corporal. No se consume proteína en exceso, y sin embargo tampoco existe un déficit. Y lo más importante: al comer variado y a gusto, será sencillo incorporar este estilo de alimentación definitivamente para verse y sentirse siempre bien, contrariamente a lo que ocurre con las dietas específicas que brindan resultados en el corto plazo, pero se hacen insostenibles en el tiempo y terminan generando los clásicos efectos rebote.

Algunos ejemplos de combinaciones de alimentos para desayunos y meriendas.

- 1.- Té (G1), pan integral (G3), queso (G2).
- 2.- Café (G1), pan integral (G3), queso (G2).
- 3.- Leche (G1), pan integral (G3), queso (G2).
- 4.- Yogurt (G1), pan integral (G3), queso (G2).
- 5.- Té (G1), huevos (G2), fruta (G3).
- 6.- Café (G1), huevos (G2), fruta (G3).
- 7.- Leche (G1), huevos (G2), fruta (G3).
- 8.- Yogurt (G1), huevos (G2), fruta (G3).
- 9.- Leche (G1), frutos secos (G2), cereales (G3).
- 10.- Yogurt (G1), semillas (G2), fruta (G3).
- 11.- Leche (G1), cereales (G3), huevos (G2).
- 12.- Yogurt (G1), cereales (G3), huevos (G2).
- 13.- Leche (G1), avena (G3), huevos (G2).
- 14.- Yogurt (G1), avena (G3), huevos (G2).

Algunos ejemplos de combinaciones de alimentos para almuerzos y cenas.

- 1.- Carne (G2), arroz (G3), verduras (G4).
- 2.- Carne (G2), arroz (G3), ensalada (G4).

- 3.- Carne (G2), pasta (G3), verduras (G4).
- 4.- Carne (G2), pasta (G3), ensalada (G4).
- 5.- Carne (G2), ensalada (G4), papas (G3).
- 6.- Carne (G2), ensalada (G4), frutas (G3).
- 7.- Pollo (G2), arroz (G3), verduras (G4).
- 8.- Pollo (G2), arroz (G3), ensalada (G4).
- 9.- Pollo (G2), pasta (G3), verdura (G4).
- 10.- Pollo (G2), pasta (G3), ensalada (G4).
- 11.- Pollo (G2), ensalada (G4), papas (G3).
- 12.- Pollo (G2), ensalada (G4), fruta (G3).
- 13.- Pescado (G2), arroz (G3), verduras (G4).
- 14.- Pescado (G2), arroz (G3), ensalada (G4).
- 15.- Pescado (G2), pasta (G3), verduras (G4).
- 16.- Pescado (G2), pasta (G3), ensalada (G4).
- 17.- Pescado (G2), ensalada (G4), papas (G3).
- 18.- Pescado (G2), ensalada (G4), fruta (G3).
- 19.- Carne (G2), legumbres (G3), verduras (G4).
- 20.- Carne (G2), legumbres (G3), ensalada (G4).
- 21.- Pollo (G2), legumbres (G3), verduras (G4).
- 22.- Pollo (G2), legumbres (G3), ensalada (G4).
- 23.- Pescado (G2), legumbres (G3), verduras (G4).
- 24.- Pescado (G2), legumbres (G3), ensalada (G4).
- 25.- Legumbres (G3), verduras (G4), huevos (G2).
- 26.- Legumbres (G3), ensalada (G4), huevos (G2).

5.- Regla 2: el índice 3 en las comidas trampa

Este es uno de los puntos más importantes del Sistema 3, veamos el porqué...

Muchos planes alimenticios fallan porque obligan a la persona a tener que pasar gran cantidad de tiempo alimentándose de una manera que no les gusta. Esto genera una gran presión psicológica que como consecuencia provoca que al momento de hacer la comida trampa se terminen realizando grandes desajustes y un ansia de comer descontrolada que tira por la borda todo el esfuerzo realizado.

En el Sistema 3 realizaremos tres comidas trampa a la semana. Debe quedar claro que son tres comidas, no tres días permitidos. Esto significa que estaremos comiendo de forma correcta un 85% de las ingestas, y relajándonos en un 15% de las veces.

Pero aquí viene lo importante de las comidas trampa del Sistema 3: en estas tres comidas no se comerá de forma completamente libre. Si bien se podrá elegir qué alimentos consumir, siempre se deberá respetar la regla de consumir tres porciones del tamaño de un puño cerrado. Las bebidas libres a elección y los postres también se contarán como una porción.

PLATO DIVIDIDO EN TRES

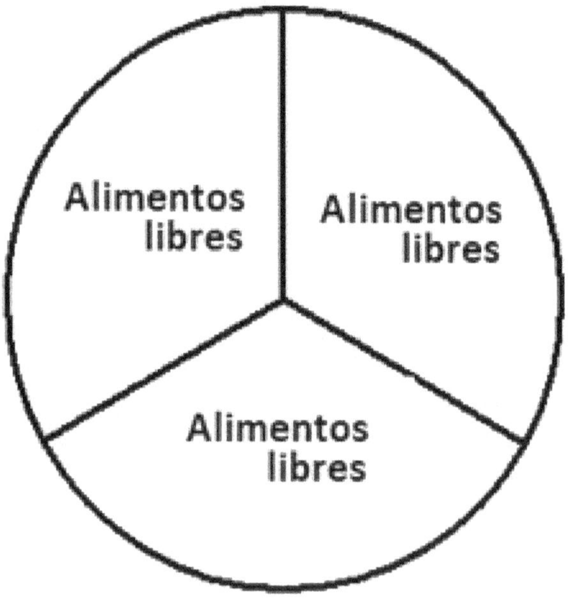

Ejemplos:

- 1.- En un almuerzo o en una cena se pueden consumir tres porciones de pizza, pero se debe beber agua o bebida sin azúcar y no se puede consumir postre.
- 2.- En un almuerzo o en una cena se pueden consumir dos porciones de pizza y elegir una bebida, pero no se puede consumir postre.
- 3.- En un almuerzo o en una cena se pueden consumir dos porciones de pizza y elegir un postre, pero se debe consumir agua o una bebida sin azúcar.
- 4.- En un almuerzo o en una cena se puede consumir una porción de pizza y elegir un postre y una bebida.

- 5.- En un almuerzo o en una cena se puede consumir una milanesa con una porción de papas fritas y elegir una bebida, pero no consumir postre.
- 6.- En un almuerzo o en una cena se puede consumir una milanesa con una porción de papas fritas y elegir un postre, pero se debe consumir agua o una bebida sin azúcar.
- 7. En un desayuno o en una merienda se pueden consumir una taza de leche con café y dos facturas.

La intención de comer de esta manera es no provocar un gran desequilibrio de carbohidratos y de calorías en cada comida trampa.

Si bien cada uno puede elegir cuándo y cuáles comidas saltear en función de sus preferencias personales y su vida social, la recomendación es realizar una comida trampa los días miércoles (mitad de semana), una comida trampa los días sábados (por ejemplo, en la cena) y una comida trampa los domingos (por ejemplo, en el almuerzo). De esta manera, se pasa muy poco tiempo sin realizar una comida libre, y el Sistema 3 se vuelve rico, simple y llevadero.

NOTA: Un desayuno o una merienda también puede reemplazarse como comida trampa.

En el caso de que, por el motivo que sea, no podamos realizar la comida trampa sobre la base de los principios del Sistema 3, la recomendación es que la comida trampa no represente una cantidad mayor al tamaño de un plato (mediano) ya que este tipo de comidas contiene muchas calorías debido a las grasas y a los carbohidratos.

Ejemplos de porciones de alimentos salados en los días libres:

- Tostado: 1/2 unidad
- Pizza: 1 unidad
- Tarta: 1 unidad
- Empanada: 1 unidad
- Sándwich de miga: 1 unidad

- Pancho: 1 unidad
- Hamburguesa completa (en pan): se debe contar como dos porciones

Ejemplos de porciones de alimentos dulces en los días libres:

- Factura: 1 unidad
- Alfajor: 1 unidad
- Chocolate: 1 barra chica o mediana (30 g / 50 g)
- Galleta dulce: 5 unidades
- Postre: 1 unidad
- Helado: 1 taza / 1 unidad

No se trata de no poder comer cosas que gustan, sino de hacer comidas trampas en las que no se consuma una cantidad exagerada de calorías y de carbohidratos que tire por la borda todo el esfuerzo realizado durante la semana.

6.- Regla 3: el índice 3 en el entrenamiento

Como se dijo anteriormente, ejercitar tres veces a la semana es la cantidad óptima recomendada para mantener un buen estado de salud y ayudar a mantener un porcentaje de grasa corporal bajo.

Es importante que comiences despacio si no cuentas con un buen estado físico o tienes sobrepeso; irás incrementado la intensidad en las posteriores sesiones, paulatinamente.

Las opciones son muchas, entre ellas, caminar, correr, nadar, ir al gimnasio, hacer *spinning*, *cross training*, clases aeróbicas o practicar tu deporte favorito.

Ir al gimnasio es una de las mejores actividades que puedes realizar. Allí podrás ejercitar de la mejor manera posible, controlado/a por instructores ante cualquier duda que tengas, y además es una excelente forma de relacionarte con las personas e incrementar tu círculo social. Esto te dará aún más ganas de ir y te ayudará a progresar cada vez más.

Hoy en día la mayoría de los gimnasios ofrecen múltiples actividades para realizar.

Si dispones de poco tiempo para ejercitar por tus obligaciones diarias, está la posibilidad de adquirir alguna máquina para hacerlo desde casa, ya sea una bicicleta fija, un escalador, un elíptico o cualquiera que prefieras utilizar.

La ventaja de esta última opción es que podrás ejercitar siempre, indistintamente de que sea feriado y el gimnasio de tu localidad esté cerrado, sin importar las condiciones climáticas: podrás realizar las sesiones en el momento del día que te sea más favorable.

No hay excusas salvo que algún problema de salud te lo impida, siempre hay una forma para ejercitar. Lo importante aquí es que realices alguna actividad, y por sobre todas las cosas, que seas constante.

A continuación veremos algunas de las opciones más recomendadas y preferidas por la mayoría de la gente para ejercitar y estar en forma.

Caminar

Es la actividad más sencilla para comenzar a ejercitar si no cuentas con un buen estado físico o si tienes sobrepeso. Puedes caminar por el parque más cercano aprovechando los beneficios del sol, o hacerlo en el gym, o comprarte alguna máquina caminadora para hacerlo desde la comodidad de tu casa.

Las sesiones pueden iniciarse con 20 o 30 minutos hasta que alcances la hora de duración.

Musculación

Hacer pesas aporta múltiples beneficios físicos y en la salud. Aumentar tu masa muscular hará que tengas un metabolismo basal más alto, es decir, que tu cuerpo consuma mayor cantidad de calorías aun estando en reposo. Esto te permitirá tener un porcentaje de grasa más bajo y lucir mucho mejor.

Escalador

Este es uno de los ejercicios más recomendables para realizar cuando no se puede acudir a un gimnasio. Existen escaladores que hasta se guardan debajo de la cama, y se pueden usar en cualquier momento del día.

Spinning

Spinning es un programa de *indoor cycling*, un entrenamiento aeróbico muy efectivo que se realiza con una bicicleta estática al ritmo de la música. Se encuentra dentro de las actividades que permiten quemar la mayor cantidad de calorías por sesión.

Zumba

Es una disciplina *fitness* enfocada en mantener un cuerpo saludable, y desarrollar, fortalecer y dar flexibilidad al cuerpo mediante movimientos de baile combinados con una serie de rutinas aeróbicas.

Correr

Es una de las actividades favoritas de la gente para mantener un porcentaje de grasa bajo. Si en los inicios no puedes hacerlo de forma constante durante el tiempo que dure tu sesión de ejercicios, porque tu condición física no te lo permite, lo ideal entonces es alternar trotes con caminatas.

Con el pasar de las sesiones, irás incrementando tu capacidad física y aeróbica hasta poder mantener un ritmo constante.

Puedes correr en el parque más cercano que tengas disponible, en el gimnasio, o adquirir alguna cinta de correr para hacerlo desde tu casa.

Cross Training

Permite aumentar rápidamente la condición física general. Los movimientos funcionales trabajan todas las cadenas musculares para producir un movimiento natural como correr, saltar, empujar, lanzar, tirar, etcétera. Por este motivo los deportistas lo utilizan especialmente para reducir sus puntos débiles y prepararlos para soportar las fases de entrenamiento más intensas.

La gran diversidad de los ejercicios hace que las sesiones sean muy entretenidas.

HIIT

El HIIT (High Intensity Interval Training) o entrenamiento en intervalos de alta intensidad es una de las formas más efectivas que existen tanto para mejorar la resistencia como para quemar más grasa. Esto es debido a que mejora la capacidad del cuerpo para oxidar tanto la glucosa como la grasa.

7.- El Sistema 3 para vegetarianos

Una dieta vegetariana se enfoca en la alimentación de frutas, verduras, legumbres, granos, frutos secos y semillas.

No existe un único tipo de dieta vegetariana. Los modelos de alimentación vegetariana suelen entrar en uno de los siguientes grupos:

- 1.- La dieta vegetariana estricta, que excluye todas las carnes y los productos animales.
- 2.- La dieta lactovegetariana, que incluye productos lácteos.
- 2.- La dieta ovovegetariana, que incluye huevos.
- 4.- La dieta ovolactovegetariana, que incluye productos lácteos y huevos.

El Sistema 3 puede perfectamente adaptarse a una dieta vegetariana. En este caso la ingesta se divide en tres partes iguales, cada una de ellas representada por la cantidad equivalente a un puño cerrado.

Dividiremos los alimentos en cuatro grupos.

Desayunos y meriendas: Alimentos V1, V2 y V3

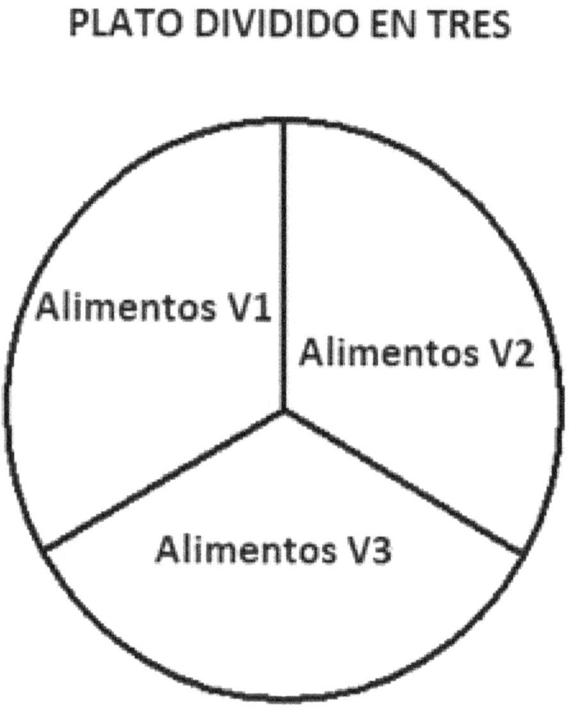

Almuerzos y cenas: Alimentos V2, V3 y V4

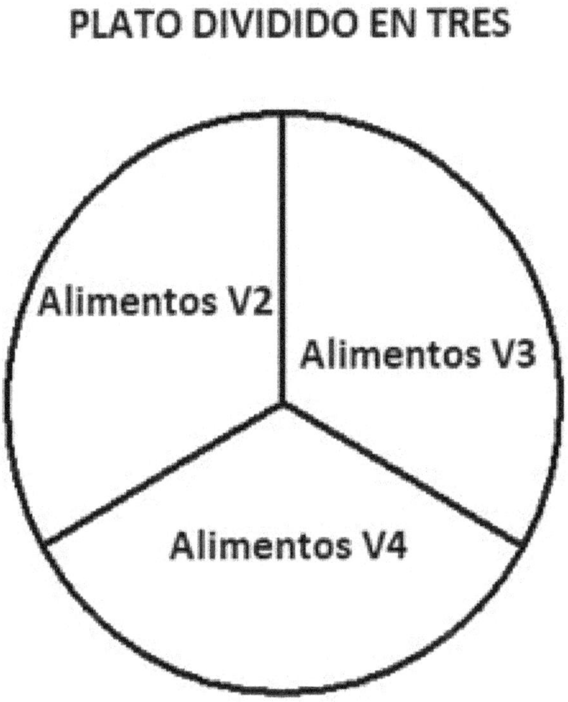

Alimentos V1:
Infusiones, té, café, leches vegetales.
Alimentos V2:
Seitán, tofu, soja, legumbres, frutos secos, semillas.
Alimentos V3:
Cereales y derivados, tubérculos, frutas, jugos de frutas.
Alimentos V4:
Verduras y hortalizas, jugos de vegetales.

NOTA: Los tubérculos, las frutas y los jugos de frutas se incluyen en los Alimentos V3 por su alto contenido de carbohidratos.

Los vegetarianos que consuman lácteos y huevos deben incluirlos en el grupo de Alimentos V2.

Como aderezos y condimentos salados, se pueden utilizar sal, aceite de oliva, vinagre, especias, mostaza y cualquier otro de origen vegetariano en pequeñas cantidades.

También a las ensaladas, el arroz o las pastas puedes agregarles una cucharada mediana de semillas de chía, lino o sésamo, que además de agregarles sabor a tus comidas te llenará de vitaminas y de minerales.

Como aderezos dulces es posible utilizar edulcorante, estevia y mermelada *light*, entre otros.

Para beber siempre se debe consumir agua o bebida sin azúcar (sin excepción).

Entre comidas se pueden consumir infusiones, té y café a elección.

En el caso de las comidas trampa, se deberán consumir tres porciones del tamaño de un puño cerrado.

En este caso las bebidas libres a elección y los postres también se contarán como una porción.

PLATO DIVIDIDO EN TRES

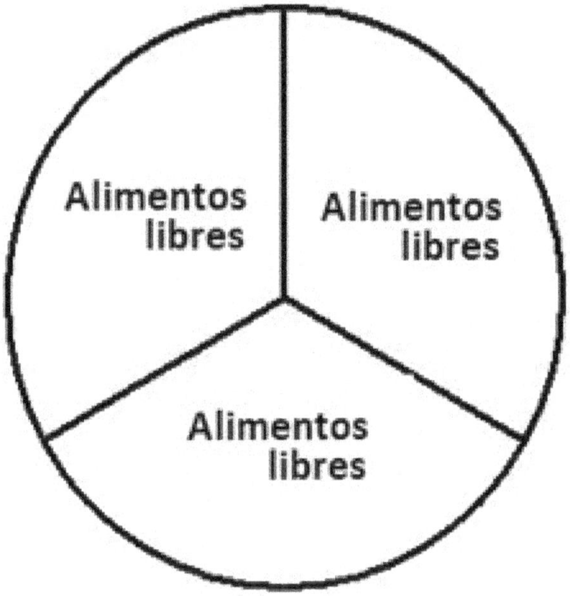

Algunos ejemplos de combinaciones de alimentos para desayunos y meriendas.

- 1.- Leche de soja (V1), pan integral (V3), tofu (V2).
- 2.- Leche de almendras (V1), pan integral (V3), tofu (V2).
- 3.- Leche de soja (V1), frutos secos (V2), fruta (V3).
- 4.- Leche de almendras (V1), semillas (V2), fruta (V3).
- 5.- Leche de soja (V1), semillas (V2), pan integral (V3).
- 6.- Leche de almendras (V1), semillas (V2), pan integral (V3).

Algunos ejemplos de combinaciones de alimentos para almuerzos y cenas.

- 1.- Seitán (V2), arroz (V3), verduras (V4).
- 2.- Seitán (V2), arroz (V3), ensaladas (V4).
- 3.- Seitán (V2), papa (V3), verduras (V4).
- 4.- Seitán (V2), papa (V3), ensaladas (V4).
- 5.- Tofu (V2), arroz (V3), verduras (V4).
- 6.- Tofu (V2), arroz (V3), ensaladas (V4).
- 7.- Tofu (V2), papa (V3), verduras (V4).
- 8.- Tofu (V2), papa (V3), ensaladas (V4).
- 9.- Soja (V2), arroz (V3), verduras (V4).
- 10.- Soja (V2), arroz (V3), ensaladas (V4).
- 11.- Soja (V2), papa (V3), verduras (V4).
- 12.- Soja (V2), Papa (V3), Ensaladas (V4).
- 13.- Seitán (V2), ensalada (V4), fruta (V3).
- 14.- Seitán (V2), verduras (V4), fruta (V3).
- 15.- Tofu (V2), ensalada (V4), fruta (V3).
- 16.- Tofu (V2), verduras (V4), fruta (V3).
- 17.- Soja (V2), ensalada (V4), fruta (V3).
- 18.- Soja (V2), verduras (V4), fruta (V3).
- 19.- Arroz (V3), legumbres (V2), verduras (V4).
- 20.- Arroz (V3), legumbres (V2), ensaladas (V4).

8.- El Sistema 3 para celíacos

La celiaquía o Enfermedad Celíaca (EC) es un proceso crónico, multiorgánico y autoinmune, que lesiona primeramente el intestino y puede dañar cualquier órgano o tejido corporal. Está producida por la intolerancia permanente al gluten, conjunto de proteínas presentes en el trigo, la avena, la cebada, el centeno —TACC— y productos derivados de estos cereales.

No se trata de una simple intolerancia alimentaria, una alergia o un trastorno digestivo, sino que es una enfermedad sistémica en que la respuesta inmunitaria anormal causada por el gluten puede dar lugar a la producción de diferentes autoanticuerpos capaces de atacar cualquier parte del organismo.

Sin un tratamiento estricto, puede provocar complicaciones de salud muy graves tanto del aparato digestivo como de otros órganos, enfermedades cardiovasculares, trastornos neurológicos y psiquiátricos (conocidos como neurogluten), enfermedades autoinmunes, osteoporosis, enfermedad celíaca refractaria (que no responde al tratamiento con la dieta) y, en casos raros (principalmente en niños), la denominada "crisis celíaca", de aparición súbita, y que puede ser mortal.

El Sistema 3 también se puede adaptar perfectamente a aquellos que son celíacos. En este caso se divide la ingesta en tres partes iguales, cada una de ellas representada por la cantidad equivalente a un puño cerrado.

Dividiremos los alimentos en tres grupos.

Desayunos y meriendas: Alimentos C1, C1 y C2

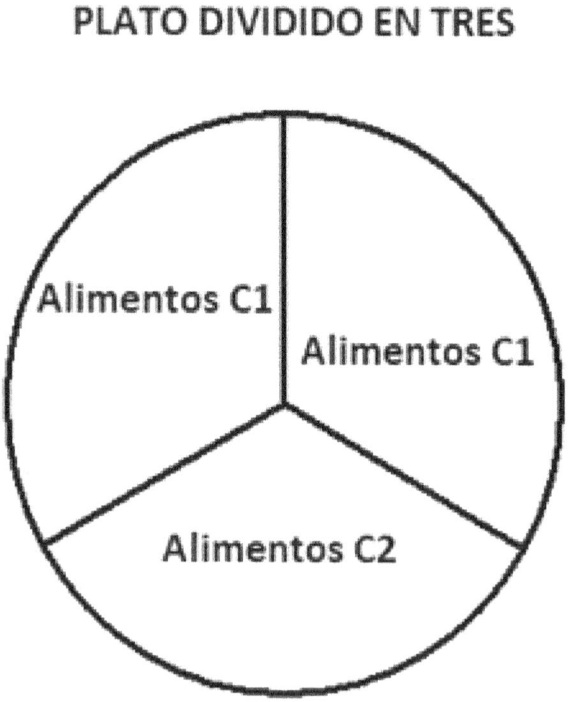

Almuerzos y cenas: Alimentos C1, C2 y C3

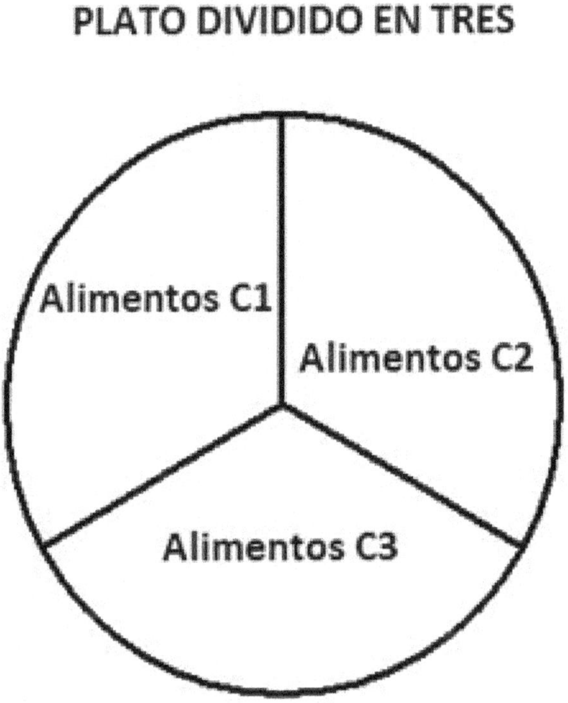

Alimentos C1:
Carnes, pescados, huevos, quesos, lácteos, frutos secos y semillas.
Alimentos C2:
Arroz, papas, legumbres, frutas, jugos de frutas.
Alimentos C3:
Verduras, ensaladas, hortalizas, jugos de vegetales.

NOTA 1: Elegir solo Alimentos C1, C2 y C3 que se encuentren dentro del listado de alimentos para celíacos.

NOTA 2: Las legumbres y las frutas se incluyen en el grupo de Alimentos C2 por su alto contenido de carbohidratos.

También se pueden utilizar aderezos y condimentos aptos para celíacos, sal, aceite de oliva, vinagre y especias.

Para beber siempre se deberá consumir agua o bebidas aptas para celíacos.

En el caso de las comidas trampa, se deberán consumir tres porciones del tamaño de un puño cerrado.

En este caso las bebidas libres a elección y los postres también se contarán como una porción.

PLATO DIVIDIDO EN TRES

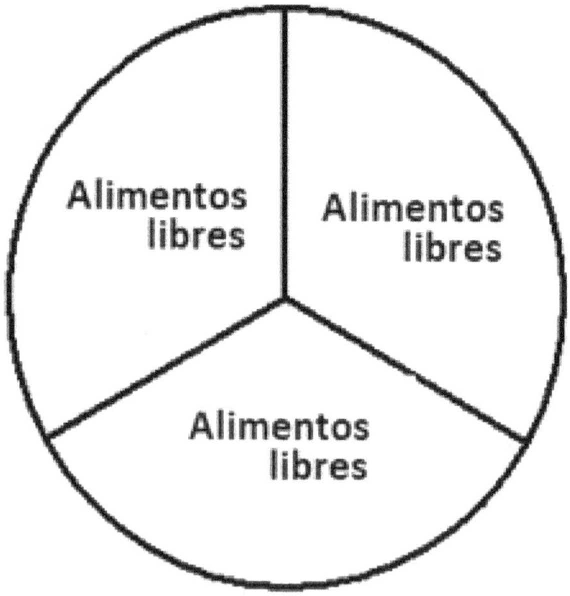

Algunos ejemplos de combinaciones de alimentos para desayunos o meriendas.

- 1.- Yogurt (C1), semillas (C1), fruta (C3).
- 2.- Yogurt (C1), frutos secos (C1), fruta (C3).

- 3.- Yogurt (C1), queso (C1), fruta (C3).
- 4.- Yogurt (C1), huevos (C1), fruta (C3).
- 5.- Leche (C1), queso (C1), fruta (C3).
- 6.- Leche (C1), huevos (C1), fruta (C3).
- 7.- Queso (C1), huevos (C1), fruta (C3).

Algunos ejemplos de combinaciones de alimentos para almuerzos y cenas.

- 1.- Carne (C1), arroz (C2), verduras (C3).
- 2.- Carne (C1), arroz (C2), ensalada (C3).
- 3.- Carne (C1), ensalada (C3), fruta (C2).
- 4.- Carne (C1), verdura (C3), fruta (C2).
- 5.- Pollo (C1), arroz (C2), verduras (C3).
- 6.- Pollo (C1), arroz (C2), ensalada (C3).
- 7.- Pollo (C1), ensalada (C3), fruta (C2).
- 8.- Pollo (C1), verdura (C3), fruta (C2).
- 9.- Pescado (C1), arroz (C2), verduras (C3).
- 10.- Pescado (C1), arroz (C2), ensalada (C3).
- 11.- Pescado (C1), ensalada (C3), fruta (C2).
- 12.- Pescado (C1), verdura (C3), fruta (C2).
- 13.- Carne (C1), legumbres (C2), verduras (C3).
- 14.- Carne (C1), legumbres (C2), ensalada (C3).
- 15.- Pollo (C1), legumbres (C2), verduras (C3).
- 16.- Pollo (C1), legumbres (C2), ensalada (C3).
- 17.- Pescado (C1), legumbres (C2), verduras (C3).
- 18.- Pescado (C1), legumbres (C2), ensalada (C3).
- 19.- Legumbres (C2), verduras (C3), huevos (C1).
- 20.- Legumbres (C2), ensalada (C3), huevos (C1).

9.- Adaptaciones del Sistema 3 para aumentar masa muscular

El proceso para ganar masa muscular es muy sencillo de comprender. Para que un músculo crezca, se deben realizar ejercicios que obliguen a hacer un sobreesfuerzo que produzca roturas microscópicas de las fibras que lo componen. Estas roturan dan lugar a las citoquinas, un grupo de proteínas que se encargan de reparar el tejido dañado.

Realizando este proceso de rotura y reparación de forma continua, el cuerpo tiende a aumentar el número de fibras, lo que se conoce como *hipertrofia*. Para que este proceso se pueda llevar a cabo, debemos alimentarnos correctamente a fin de que el músculo tenga la materia prima necesaria para poder recuperarse y crecer.

Pero debes tener en cuenta que el músculo no crece en el momento que lo entrenas sino cuando descansas, por eso es importante dormir 8 horas diarias.

Entrenamiento + alimentación + descanso = crecimiento muscular.

Cuando el crecimiento muscular se detiene, puede deberse a varios factores, entre ellos, que no estés descansando lo necesario para que los músculos se recuperen, que no estés entrenando con la intensidad adecuada, o que no estés comiendo lo suficiente para poder crecer.

Asumiendo que descansas bien y entrenas correctamente, el paso siguiente es aumentar la ingesta de alimentos.

Desde el punto de vista alimenticio, con el Sistema 3 irás incrementando el número de ingestas diarias a medida que los progresos musculares se detengan.

Se debe comenzar con tres comidas al día hasta que ya no se vean ganancias. Llegado este punto, se agrega una cuarta comida igual al almuerzo y a la cena. Cuando los progresos se detengan, nuevamente se agrega una ingesta.

Esto se repite hasta alcanzar las seis comidas diarias (un desayuno más cinco comidas del tipo almuerzo y cena). Esta variación es importante por diversos motivos:

- 1.- No se satura al organismo con demasiada ingesta de alimentos por comida.
- 2.- Permite ir aumentando la masa muscular sin exceso de grasa.
- 3.- Se sigue manteniendo un control de calorías y de carbohidratos.

Una vez que se alcanza el nivel de masa muscular deseado, se debe mantener la cantidad de ingestas diarias realizadas en dicho momento.

En este punto es importante hacerse el hábito de preparar las comidas y llevarlas siempre en viandas a todos lados para no saltear ingestas y estar siempre bien alimentado.

A continuación se indica cómo entrenar para ganar masa muscular.

Rutinas para gimnasio

Puedes utilizar la rutina que te resulte más conveniente de acuerdo con tu nivel de entrenamiento y con la cantidad de veces que puedas asistir al gimnasio de forma semanal.

Si recién estás empezando, debes realizar las rutinas en el orden indicado.

Series, repeticiones y descanso por ejercicio

Primero debes establecer el peso máximo que puedes manejar para hacer seis repeticiones de un determinado ejercicio, y a partir de allí, calcularás el peso de las demás series.

- Serie 1: 10 repeticiones con 50% del peso máximo.
- Serie 2: 8 repeticiones con el 75% del peso máximo.
- Serie 3: 6 repeticiones con el 100% del peso máximo.
- Serie 4: 15 repeticiones con el 30% del peso máximo.

Por ejemplo:

Suponiendo que puedes realizar seis repeticiones de *curl* de bíceps con barra con 40 kg.

- Serie 1: 10 repeticiones con 20 kg.
- Serie 2: 8 repeticiones con 30 kg.
- Serie 3: 6 repeticiones con 40 kg.
- Serie 4: 15 repeticiones con 15 kg.

Una vez que en la Serie 3 puedas hacer ocho repeticiones con ese peso, en el próximo entrenamiento que realices este ejercicio aumentarás las cargas.

Debes descansar 2-3 minutos entre serie de ejercicios.

Full body principiantes

Consiste en entrenar todo el cuerpo el mismo día, comenzando por los músculos más grandes.

Se realizan solamente ejercicios básicos.

Es ideal para principiantes que quieren aumentar la fuerza. Se entrena dos veces por semana, por ejemplo lunes y jueves, o martes y viernes.

Cada entrenamiento trabaja: muslos, pantorrillas, pecho, espalda, hombros, tríceps, bíceps, abdominales. Ejemplo:

- Sentadillas
- Pantorrillas en máquina, parado
- *Press* de banca
- Tirones en polea con agarre abierto

- *Press* militar
- *Curl* francés
- *Curl* con barra
- Elevaciones de torso

Full body intermedios

Consiste en entrenar todo el cuerpo el mismo día, comenzando por los músculos más grandes.

Se realizan solamente ejercicios básicos. Es ideal para intermedios que ya llevan de tres a seis meses del entrenamiento *full body* para principiantes.

Se entrena tres veces por semana, por ejemplo lunes, miércoles y viernes, o martes, jueves y sábado.

Cada entrenamiento trabaja: muslos, pantorrillas, pecho, espalda, hombros, tríceps, bíceps, abdominales. Ejemplo:

- Sentadillas
- Pantorrillas en máquina, parado
- *Press* de banca
- Tirones en polea con agarre abierto
- *Press* militar
- *Curl* francés
- *Curl* con barra
- Elevaciones de torso

Rutina dividida en dos

Se dividen los grupos musculares en dos días. Se realiza un ejercicio básico y uno de aislamiento para cada músculo.

Para muslos se realiza un ejercicio básico para cuádriceps y un ejercicio básico para femorales. Para abdominales y pantorrillas se hace un solo ejercicio básico.

Se entrena dos o tres veces por semana, por ejemplo lunes y jueves, o lunes, miércoles y viernes. Si se entrena dos veces por semana, cada grupo ejercita una vez. Si se entrena tres veces por semana, cada semana se repite un grupo muscular ya que en el tercer entrenamiento se repite el primero.

- Día 1: Pecho, espalda, hombros, abdominales.
- Día 2: Muslos, pantorrillas, bíceps, tríceps.
- Día 3 (solo si se entrena tres veces por semana): repetir Día 1.

Ejemplos:

Día 1:

- *Press* de banca
- Aperturas con mancuernas
- Tirones en polea con agarre abierto
- Remo con mancuernas
- *Press* militar
- Vuelos laterales
- Elevaciones de torso

Día 2:

- Sentadillas
- Camilla femorales, acostado
- Pantorrillas en máquina, parado
- *Curl* con barra
- *Curl* con mancuernas parado
- *Curl* francés
- Extensiones en polea

Rutina dividida en tres

Se dividen los grupos musculares en tres días.

Se realizan dos ejercicios básicos y uno de aislamiento para cada músculo.

Para muslos se realizan dos ejercicios para cuádriceps (uno básico y uno de aislamiento) y uno para femorales (básico).

Para hombros se realiza un ejercicio básico y dos ejercicios de aislamiento.

Para pantorrillas, abdominales y lumbares se realizan dos ejercicios, uno básico y uno de aislamiento para cada uno de ellos.

Se entrena tres veces por semana, por ejemplo lunes, miércoles y viernes, o martes, jueves y sábado.

- Día 1: Pecho, bíceps, pantorrillas.
- Día 2: Espalda, tríceps, abdominales.
- Día 3: Muslos, hombros, lumbares.

Ejemplos:

Día 1:

- *Press* de banca
- *Press* inclinado
- Aperturas con mancuernas
- *Curl* con barra
- *Curl* en banco Scott
- Curl en polea
- Pantorrillas en máquina, parado
- Pantorrillas en máquina, sentado

Día 2:

- Tirones en polea con agarre abierto
- Remo con barra
- Remo sentado
- *Curl* francés
- *Press* cerrado
- Extensiones en polea
- Elevaciones de torso
- Elevaciones de piernas

Día 3

- Sentadillas
- Camilla cuádriceps
- Camilla femorales, acostado
- *Press* militar
- Vuelos laterales
- Vuelos posteriores

- Hiperextensiones
- Peso muerto

Rutina dividida en cuatro

Se dividen los grupos musculares en cuatro días. Para pecho y espalda se realizan dos ejercicios básicos y dos de aislamiento. Para bíceps y tríceps se realizan dos ejercicios básicos y uno de aislamiento. Para hombros se realiza un ejercicio básico y tres de aislamiento. Para muslos se realizan dos ejercicios para cuádriceps y dos para femorales, uno básico y uno de aislamiento para cada uno de ellos. Para abdominales y pantorrillas se hace un ejercicio básico y un ejercicio de aislamiento.

Se entrena cuatro veces por semana, por ejemplo lunes, martes, jueves y viernes.

- Día 1: Pecho, abdominales
- Día 2: Muslos, pantorrillas
- Día 3: Espalda, hombros
- Día 4: Tríceps, bíceps, abdominales

Ejemplo:

Día 1:

- *Press* de banca
- *Press* inclinado
- Aperturas con mancuernas
- Fondos en paralelas
- Elevaciones de torso
- Elevaciones de piernas

Día 2:

- Sentadillas
- Camilla cuádriceps
- Camilla femorales, acostado
- Peso muerto con piernas rectas
- Pantorrillas en máquina, parado
- Pantorrillas en máquina, sentado

Día 3:

- Tirones en polea con agarre abierto
- Remo con barra
- Remo sentado
- Remo con mancuernas
- *Press* militar
- Vuelos laterales
- Vuelos posteriores
- Vuelos frontales

Día 4:

- *Curl* francés
- *Press* cerrado
- Extensiones en polea
- *Curl* con barra
- *Curl* en banco Scott
- *Curl* en polea
- Elevaciones de torso
- Elevaciones de piernas

Músculo por día

Se entrena un solo músculo cada día con máxima intensidad. Para pecho y espalda se realizan tres ejercicios básicos y dos de aislamiento. Para bíceps y tríceps se realizan dos ejercicios básicos y dos de aislamiento. Para hombros se realizan dos ejercicios básicos y tres de aislamiento.

Para muslos se realizan tres ejercicios para cuádriceps (dos básicos y uno de aislamiento) y dos para femorales (uno básico y uno de aislamiento). Para pantorrillas se realizan un ejercicio básico y uno de aislamiento. Los abdominales se entrenan cada día con dos ejercicios diferentes.

Se entrena cinco veces por semana, por ejemplo lunes, martes, miércoles, jueves y viernes.

- Día 1: Pecho, abdominales
- Día 2: Espalda, abdominales
- Día 3: Hombros, abdominales
- Día 4: Tríceps, bíceps, abdominales
- Día 5: Muslos, pantorrillas, abdominales

Ejemplo:

Día 1:

- *Press* de banca
- *Press* inclinado
- *Press* declinado
- Aperturas con mancuernas
- Fondos en paralelas
- Elevaciones de torso
- Elevaciones de piernas

Día 2:

- Tirones en polea con agarre abierto
- Dominadas en barra fija
- Remo con barra
- Remo sentado
- Remo con mancuernas
- Elevaciones de torso
- Elevaciones de piernas

Día 3:

- *Press* militar
- Encogimiento de hombros
- Vuelos laterales
- Vuelos posteriores
- Vuelos frontales
- Elevaciones de torso
- Elevaciones de piernas

Día 4:

- *Curl* con barra
- *Curl* en banco Scott
- *Curl* con mancuernas parado

- *Curl* en polea
- *Curl* francés
- *Press* cerrado
- Extensiones en polea
- Lagartijas invertidas
- Elevaciones de torso
- Elevaciones de piernas

Día 5:

- Sentadillas
- Prensa inclinada
- Camilla cuádriceps
- Estocadas
- Camilla femorales, acostado
- Peso muerto con piernas rectas
- Pantorrillas en máquina, parado
- Pantorrillas en máquina, sentado
- Elevaciones de torso
- Elevaciones de piernas

Ejercicios recomendados para cada músculo

Ejercicios básicos para pecho: *press* de banca, *press* inclinado, *press* declinado.

Otros ejercicios para pecho: aperturas con mancuernas, fondos en paralelas, aperturas en máquina.

Ejercicios básicos para espalda: tirones en polea con agarre abierto, dominadas, remo con barra.

Otros ejercicios para espalda: remo con mancuernas, remo *hammer*, remo sentado, remo con barra T.

Ejercicios básicos para lumbares: peso muerto.

Otros ejercicios para lumbares: hiperextensiones.

Ejercicios básicos para hombros: *press* militar, *press* con mancuernas, encogimiento de hombros.

Otros ejercicios para hombros: vuelos laterales, vuelos posteriores, vuelos frontales.

Ejercicios básicos para tríceps: *curl* francés, *press* cerrado, dominadas en paralelas.

Otros ejercicios para tríceps: extensiones en polea, lagartijas invertidas.

Ejercicios básicos para bíceps: *curl* con barra, *curl* con barra en banco Scott.

Otros ejercicios para bíceps: *curl* con mancuernas parado, *curl* en polea, *curl* martillo, *curl* con mancuerna romana.

Ejercicios básicos para muslos cuádriceps: sentadillas, prensa inclinada, sentadillas *hack*.

Otros ejercicios para muslos cuádriceps: camilla cuádriceps, estocadas.

Ejercicios básicos para muslos femorales: camilla femorales acostado, camilla femorales sentado.

Otros ejercicios para muslos femorales: peso muerto con piernas rectas.

Ejercicios básicos para pantorrillas: pantorrillas en máquina parado, pantorrillas en prensa inclinada, elevaciones burrito.

Otros ejercicios para pantorrillas: pantorrillas en máquina sentado.

Ejercicios básicos para abdominales: elevaciones de torso, encogimientos.

Otros ejercicios para abdominales: elevaciones de piernas, giros con bastón, inclinaciones laterales.

Principios Weider

Los Principios Weider son técnicas de entrenamiento de alta intensidad.

Al contrario de lo que se piensa, Joe Weider no inventó los principios de entrenamiento Weider sino que eran métodos ya conocidos y probados. Su contribución fue ordenarlos y definirlos.

Sistematizar estos principios de entrenamiento le proporcionó a los culturistas una metodología que de otra forma les hubiese llevado mucho tiempo aprender.

Los principios Weider han aumentado con los años, conforme las rutinas de entrenamiento han ido evolucionando.

¿Es necesario aprenderlos? Sí si se quiere alcanzar un alto grado de desarrollo muscular, para no caer en el estancamiento y dejar de crecer.

Principios Weider para principiantes

Principio Weider de sobrecarga

Consiste en ir aumentando las cargas y la intensidad en los sucesivos entrenamientos. Todo siempre debe ser progresivo. El concepto de sobrecarga apoya todo el entrenamiento y es la base sólida del entrenamiento Weider.

Principio Weider de aislamiento

Cada músculo contribuye a un movimiento completo, sea como estabilizador, agonista, antagonista o sinergista.

Si queremos lograr un máximo crecimiento muscular, hay que trabajar el músculo de la forma más aislada posible. Por ejemplo, el *curl* Scott aísla mejor el músculo braquial que los tirones en polea con agarre cerrado e invertido.

Principio Weider de confusión muscular

Consiste en cambiar constantemente de ejercicios, series y repeticiones para que los músculos no se acostumbren a un trabajo específico.

Principio Weider de prioridad

Siempre se deben entrenar primero los músculos más débiles cuando se dispone de mayor cantidad de energía.

Principios Weider intermedios

Principio Weider de pirámide

La fibra muscular crece y se fortalece al contraerse frente a una resistencia pesada.

Conforme vayan pasando los meses de entrenamiento, seremos capaces de manejar cargas mucho más elevadas.

Debido a este motivo, para no lesionarnos, debemos empezar siempre con cargas ligeras y más repeticiones e ir aumentando el peso y bajando las repeticiones en las sucesivas series.

Principio Weider de rutina dividida

Si bien es efectivo trabajar todo el cuerpo en una misma sesión durante los primeros meses de entrenamiento, es necesario dividir la rutina para poder agregar más ejercicios y series para trabajar cada grupo muscular. Esto hará que podamos trabajar con mayor intensidad.

Principio Weider de bombeo

Cuando haces un ejercicio para un músculo, lo estás llenando de sangre. Por eso, cuando realizas varios ejercicios para un mismo músculo, estás constantemente bombeándolo para estimular su crecimiento.

Principio Weider de superseries

Consiste en hacer dos ejercicios sin descanso para músculos antagonistas, por ejemplo bíceps y tríceps.

Ten en cuenta que cuando trabaja un músculo, descansa su antagonista, por eso la superserie no solo es un gran mecanismo de bombeo, sino que además potencia la recuperación.

Principio Weider de series compuestas

Consiste en hacer dos ejercicios sin descanso entre ellos para un mismo grupo muscular. Por ejemplo, para bíceps podríamos hacer *curl* con barra recta parado, seguido de *curl* con barra z en banco Scott.

Principio Weider de entrenamiento holístico

Consiste en trabajar cada músculo con series de altas y de bajas repeticiones ya que si bien el rango de repeticiones óptimo para crecer es de 6 a 8, los sistemas aerobios de las células (mitocondrias) responden al entrenamiento de alta repetición.

Principio Weider de entrenamiento cíclico

Durante una parte del año se deben seguir rutinas para fuerza y tamaño, mientras que en otras se debe reducir el peso y aumentar las repeticiones con menos descanso entre series.

Esto se llama *trabajo de calidad*, ya que de esta manera se evitan lesiones, mientras se consigue variedad y se sigue progresando.

Principio Weider de entrenamiento de isotensión

Consiste en contraer los músculos mientras se entrena y también al final. Esta contracción isométrica constante permite controlar neurológicamente mejor los músculos y conseguir mayores relieves y separación cuando se posa durante las competiciones.

Principios Weider avanzados

Principio Weider de impulso

Es la ayuda que se necesita para completar una serie y trabajar el músculo de la forma más intensamente posible. Debe aplicarse con criterio y solo en las últimas repeticiones de una serie.

Principio Weider de triseries

Consiste en hacer tres ejercicios sin descanso entre ellos para un mismo grupo muscular. Esto permite lograr un gran bombeo mientras se trabaja un músculo desde varios ángulos distintos. También son excelentes para incrementar la vascularidad.

Principio Weider de series gigantes

Consiste en hacer cuatro o cinco ejercicios sin descanso entre ellos para un mismo grupo muscular.

Son excelentes para trabajar la zona débil de un grupo muscular, por ejemplo, si se quiere producir más estriaciones en la parte interna del pectoral (donde el pectoral se une al esternón).

Principio Weider de preexhaustación

Consiste en realizar primero un ejercicio de aislamiento y luego uno multiarticular. Por ejemplo, se pueden comenzar a entrenar los cuádriceps con extensiones en camilla y luego continuar con sentadillas. Las extensiones en camilla fatigarán los cuádriceps, que luego serán entrenados por la sentadillas con mayor dureza al apoyar los músculos mencionados con otros como los tensores de la espalda baja y los glúteos.

Principio Weider de descanso pausa

Consiste en hacer un ejercicio usando el máximo peso posible para 2 ó 3 repeticiones, descansando de 30 a 45 segundos, continuando con otras 2 ó 3, descansando de 45 a 60 segundos y volviendo a hacer 2 repeticiones, descansado nuevamente de 60 a 90 segundos e intentando realizar 1 ó 2 repeticiones más. De esta manera se habrá hecho una serie de 7 a 10 repeticiones con un peso prácticamente máximo. La técnica de descanso pausa produce fuerza y tamaño.

Principio Weider de contracción máxima

Consiste en tensar un músculo al máximo posible al llegar a la posición final de una repetición. Con esto es posible darle más forma, estriación y pico.

Principio Weider de tensión continua

La inercia puede ser el peor enemigo del músculo, y por eso se debe evitar columpiarse al realizar un ejercicio. Es mejor entrenar de forma lenta y controlada manteniendo tensión constante sobre los músculos en todo momento. Entrenar así genera intensidad y produce mayor estimulación de las fibras musculares.

Entrenamiento Weider negativo

Bajar el peso contra la gravedad es una forma de entrenamiento muy intensa para lograr crecimiento muscular. Para esto se necesita de un compañero que levante el peso, y resistir la bajada.

Principio Weider de repeticiones forzadas

Consiste en realizar una serie hasta el fallo y que un compañero de entrenamiento te ayude a poder lograr un par de repeticiones más. Este tipo de repeticiones es un método brutal que permite trabajar las fibras musculares más allá de lo normal.

Principio Weider de doble división

Muchos culturistas actuales entrenan un músculo por la mañana y otro por la tarde para tener más energía en cada sesión.

Principio Weider de triple división

Al igual que en el principio Weider de doble división, consiste en dividir el entrenamiento en tres veces diarias por la misma razón.

Principio Weider de quemazón

Al hacer repeticiones parciales en el final de la serie de un ejercicio, se lleva sangre y ácido láctico extra al músculo trabajado. Esto contribuye al aumento de tamaño y de vascularidad.

Principio Weider de bombardeo y relampagueo

Este principio tiene por finalidad saturar el músculo con sangre en muy poco tiempo. Para esto se realizan ejercicios repetitivos hasta el fallo muscular, entrenamiento de calidad, bombeo y repeticiones forzadas.

Principio Weider de series intercaladas

Consiste en realizar series de ejercicios para músculos débiles entre series del grupo principal que se está trabajando. Esto permite igualar los músculos más retrasados.

Principio Weider de velocidad

Consiste en realizar los ejercicios con velocidad y fuerza explosiva, provocando así que se estimulen las fibras blancas de contracción rápida.

Principio Weider de entrenamiento de calidad

Consiste en reducir el descanso entre series de los ejercicios que realizamos. Esto aumenta la vascularidad y la definición muscular.

Principio Weider de series descendentes

Consiste en hacer una serie hasta el fallo, quitar el peso para sacar un par de repeticiones más, y así sucesivamente, hasta no poder más. Es una forma muy dura de incrementar la intensidad.

Principio Weider de entrenamiento instintivo

La experiencia es lo que permitirá aprender qué es lo que mejor funciona para poder progresar. Esto dará la capacidad de poder desarrollar las propias rutinas.

Consejos para entrenar

- 1.- Para lograr un buen nivel de masa muscular, debes tomarte el entrenamiento en serio y dar el máximo en cada sesión.

- 2.- Tienes que ser constante y no saltear entrenamientos, esto es lo único que te hará cumplir tu objetivo ya que un físico de primera línea no se construye de la noche a la mañana.
- 3.- Consigue en lo posible un buen compañero de entrenamiento que tenga tus mismas metas, esto te estimulará a entrenar, y tu rendimiento en cada sesión será mayor junto a él.
- 4.- Si no cuentas con un compañero de entrenamiento, puedes optar por un entrenador personal para poder rendir al máximo.
- 5.- Consigue los accesorios que necesites para entrenar correctamente: cinturón, guantes y demás; nada debe interrumpir tu sesión o hacer que entrenes a medias.
- 6.- Lleva un diario de entrenamiento para poder evaluar los progresos y realizar los ajustes que sean necesarios.

10.- Modos de potenciar los resultados por medio de suplementos nutricionales

El uso de suplementos se recomienda cuando existen carencias nutricionales, para mejorar el rendimiento deportivo o acelerar los resultados, por ejemplo en pérdida de grasa.

A continuación, un listado de suplementos recomendados y sus ventajas.

- 1) Batidos nutricionales.
- 2) Fibra alimentaria.
- 3) Té verde.
- 4) Café verde.
- 5) Cafeína.
- 6) Arginina
- 7) Multivitamínico.
- 8) Glucosamina.

Batidos nutricionales

Los batidos nutricionales son productos en polvo con todos los nutrientes necesarios para realizar una correcta y completa comida, ya que contienen proteínas, carbohidratos, bajo contenido de grasa, fibras, vitaminas y minerales.

Los batidos nutricionales son excelentes para tomar entre comidas o para reemplazarlas, porque contienen muy pocas calorías por porción, pero todos los nutrientes que el cuerpo necesita.

Esto permitirá alcanzar más rápidamente el objetivo de tener un porcentaje de grasa corporal bajo.

También son ideales para tomar luego de un entrenamiento si se desea aumentar la masa muscular, para favorecer la recuperación muscular.

Son muy fáciles de preparar, solo se mezcla una medida del producto con una taza de leche, yogurt o agua, se bate, y ya quedan listos para tomar.

Tienen la ventaja de que pueden ser llevados a cualquier sitio mediante los *shaker* (vasos mezcladores) y se preparan muy rápidamente cuando el tiempo no permite alimentarse correctamente por las obligaciones personales diarias.

Un truco que siempre recomiendo, si te gusta tomarlo con leche y debes llevártelo a algún lado, es que lo mezcles con leche en polvo, y asunto solucionado.

Fibra alimentaria

La fibra alimentaria se puede definir como la parte de los alimentos de origen vegetal que el cuerpo no puedo digerir ni absorber.

Desde el punto de vista nutricional, y en sentido estricto, la fibra alimentaria no es un nutriente, ya que no participa directamente en procesos metabólicos básicos del organismo, no obstante, desempeña funciones fisiológicas sumamente importantes, como estimular la peristalsis intestinal, promover la regularidad de la digestión y el tránsito intestinal, apoyar el crecimiento saludable de la flora intestinal y beneficiar la salud del colon para una sana eliminación.

Té verde

El té verde aumenta el metabolismo y proporciona más energía para ayudar a quemar grasa.

Café verde

El café verde (granos de café sin tostar) acelera el metabolismo, produce saciedad y tiene un efecto significativo en la absorción y en la utilización de la glucosa en sangre.

Cafeína

La cafeína es un alcaloide perteneciente a la familia de las xantinas, que posee propiedades estimulantes sobre el sistema nervioso central, además de actuar incrementando el ritmo cardíaco y respiratorio.

Su uso mejora el rendimiento deportivo, ayuda en la pérdida de grasa y en tareas cognitivas.

Arginina

La arginina es un aminoácido que se convierte en óxido nítrico, acelerando el flujo sanguíneo hacia los músculos, lo que potencia la congestión muscular y la llegada de oxígeno y nutrientes a las células musculares.

La arginina genera bombeos impresionantes y máxima energía si se consume antes de entrenar.

Es considerado el nutracéutico más potente jamás descubierto debido a sus poderosas propiedades para la salud, y por eso los científicos lo llaman "la molécula milagrosa".

También estimula el crecimiento muscular, la reducción de la grasa y la desintoxicación del hígado, y mejora el sistema inmunológico.

Multivitamínico

Las vitaminas y los minerales regulan los procesos químicos del cuerpo, son indispensables para el mantenimiento de la vida, el crecimiento y la reproducción.

Con una alimentación variada y equilibrada no suele haber deficiencias, pero si se consumen pocas frutas y verduras, los multivitamínicos pueden ser una necesidad.

También suelen ser necesarios en el caso de que realices entrenamientos de alta intensidad.

Glucosamina

La glucosamina es una sustancia natural del cuerpo humano. Este la usa para producir una variedad de otras sustancias que están involucradas en la formación de tendones, ligamentos, cartílago, y el líquido espeso que rodea las articulaciones.

Utilizada como suplemento nutricional, previene el dolor articular y mantiene las articulaciones sanas.

11.- Resumen del Sistema 3

A continuación, un breve repaso de cómo aplicar el Sistema 3.

- 1.- Realizar tres comidas diarias, optando por dividir las ingestas a lo largo del día o con el protocolo de ayuno intermitente.
- 2.- Realizar cada comida como indica el sistema, dividiendo cada ingesta en tres porciones y consumiendo los alimentos que correspondan según tu tipo de alimentación.
- 3.- Durante las comidas, elegir agua o jugos sin azúcar para beber.
- 4.- Durante el día, entre comidas, tomar infusiones, té o café a elección.
- 5.- Consumir un mínimo de 2 litros de agua al día para estar bien hidratado.
- 6.- Realizar tres comidas trampa a la semana, compuestas por tres porciones de alimentos libres cada una de ellas.
- 7.- Recordar que las bebidas libres y los postres se cuentan como alimentos libres en las comidas trampa.
- 8.- Separar las comidas trampa a lo largo de la semana a fin de no esperar mucho tiempo para comer algo que te guste.
- 9.- Ejercitar tres veces por semana con tu actividad favorita, incrementando paulatinamente la intensidad para no lesionarte ni tener problemas de salud.
- 10.- Incorporar el Sistema 3 como un estilo de vida ya que te permitirá mantenerte con un porcentaje bajo de grasa corporal y sentirte superbien.

12.- Consejos generales para seguir el Sistema 3 de la mejor manera

- 1. Comer tres veces al día, realizar tres comidas trampa a la semana, mantener siempre el patrón de las tres porciones en cada ingesta realizada, hacer ayunos intermitentes, que tienen múltiples beneficios para la salud y aceleran la pérdida de grasa, ejercitar durante el período de ayuno y utilizar suplementos nutricionales para potenciar los resultados.
- 2.- Elegir siempre para las comidas principales alimentos de calidad y mejor perfil nutricional, dejar los demás para las comidas trampa.
- 3.- Evitar consumir alimentos fritos, empanados o con alta cantidad de grasa saturada en las comidas principales.
- 4.- Comer los huevos completos, incluyendo la yema, ya que contiene grasas saludables, aporta muy poco colesterol LDL, es muy rico en lecitina, contiene colina, antioxidantes como luteína y zeaxantina, vitaminas A, E, D, B9 (ácido fólico), B1, B2, B6, B12, y minerales como hierro, potasio, fósforo y magnesio, además de una cantidad muy alta de proteínas.
- 5.- Si por algún motivo en particular se necesita realizar una cuarta ingesta en el día a raíz de la rutina diaria, realizar una merienda igual que el desayuno.
- 6.- Esperar dos horas luego de cenar, antes de irse a dormir.

- 7.- Realizar ejercicio con moderación de acuerdo con el propio nivel físico, siempre de forma progresiva.
- 8.- Utilizar suplementos nutricionales para cubrir carencias alimenticias, acelerar la quema de grasa, aumentar el rendimiento deportivo y alcanzar más rápidamente los objetivos personales.
- 9.- Dormir 8 horas por día.

13.- Mensaje final

Hemos llegado al final del libro, espero haya sido de tu agrado y que realmente lo utilices para poder lograr un buen nivel físico y de salud.

Ya tienes las herramientas, ¡ahora es tu turno de tomar acción!

Agradezco tu confianza y tu recomendación, y te deseo el mayor de los éxitos.

Recuerda que tu éxito es mi éxito.

14.- Contacto

Si deseas obtener asesorías personalizadas sobre nutrición, entrenamiento y suplementación, puedes contactarme por medio del siguiente sitio web:
www.marioteresano.com

Mario Teresano

El autor del libro no se responsabiliza del uso o mal uso de la información contenida en la presente obra.

Ante cualquier duda consulte siempre a su médico.

The 3 System

System based on three simple rules that will help you keep fit while enjoying social life

Nutrition / Training / Supplementation

1- Introduction

My name is Mario Teresano. Since teenage I have been passionate about bodybuilding and fitness, being this sport my lifestyle ever since. Having been countless times consulted about how to train and carry on correct nutrition with few complications and deprivations, I have developed The 3 System.

The aim of this book is to teach you how to lead a balanced lifestyle, so that keeping fit and healthy should not be tedious or imply all kinds of deprivations. An easy-to-follow system for everyone, regardless age, profession or daily duties.

Remember that keeping fit is not something merely aesthetic, but it is what will let you be healthier and have better life quality.

After this short introduction, we are ready to start!

2- The Fat-loss Secret

Metabolism is movements, actions and changes that happen altogether in the body to turn the food we eat into energy to live.

Food contains macronutrients such as proteins, carbohydrates and fat, and micronutrients such as vitamins and minerals. The foods that contain carbohydrates are the ones which increase blood glucose level the most. The body responds to glucose producing the insulin hormone. The insulin hormone is what picks up glucose and takes it to the cells in order to feed them. If the body cells have already used the glucose they needed, insulin will create fat to store the surplus. The body cannot produce fat without insulin hormone. This is the main cause of overweight, fat excess and insulin excess.

In order to lose weight, it is necessary to reduce insulin production, and this is achieved by consuming a low or moderate amount of carbohydrates, unless a physical activity that requires large amounts of energy is performed.

The foods that produce little insulin are the main sources of protein. These are meats, poultry, fish, seafood, eggs, dairy products, and natural carbohydrates such as vegetables, either in salads or juices.

The foods that produce a lot of insulin are refined carbohydrates, generally flours and starches such as pasta, bread, rice, potatoes, cereals, and sugar, sweets, chocolate, sugary soft drinks and fruit juices.

Turning your Diet into a Lifestyle

Dieting is the most important thing in any integral program you use, and it is what represents success or failure in you path to keeping fit.

Regardless the effort made at the gym or while doing your favorite sport, regardless the supplements you consume, if you do not feed yourself correctly, you will never reach your desired body.

Firstly, we will say that *diet* is the amount of food and drink provided to an organism in a 24-hour period, regardless its meeting or not meeting nutrition needs.

This is why it is important to acquire good eating habits that turn into a healthy, effective and long-lasting lifestyle, since this will allow you to always look and feel good, but without the pressure of the continuous thought that we are making an enormous sacrifice to accomplish it.

Eating correctly also eliminates the scary rebound effect caused by miracle diets used by people who actually feed themselves wrongly, since this leads them, for instance, to starve for a while to lose a large number of pounds, until they are overwhelmed by anxiety and end up quitting, and by quitting they regain the lost weight, and in some cases, they gain even more.

The result is a constant weight gain and weight loss that frustrates the person, as they think that no matter what they do, they will never look good, which is not true.

So, you must always remember that *you should not take up a diet that will finish some day, but take up a lifestyle that will last forever*

The 3 System proposes and organized, varied and complete eating style that contemplates small cheat meals and that is very easy to incorporate as a habit.

In this way, you will it find normal to eat correctly, because it will let you take care of yourself as well as have a normal social life.

You must always keep this system in order to reach, firstly, the objective of being fit, and then keeping the results in the long run.

Almost without realizing, you will have fed yourself in this new way for months, and your body will have experienced a notorious change compared to the body you had in the past, which will push you forward along the same path, and you will never want to change it.

3- Bases of the 3 System

The 3 System is based on three basic rules.

- 1- Rule #1: index 3 in main meals.
- 2- Rule #2: index 3 in cheat meals.
- 3- Rule #3: index 3 in training.

Each one of the three rules has its fundamentals, but always respecting index 3, which is where the name of the system comes from.

This allows a good balance in each of them, which makes the system simple and easy to follow for everyone, regardless age, profession or daily duties.

Index 3 in Main Meals

The first issue to consider when a dietary plan is laid down is to establish the number of meals that will be taken in a day.

It used to be thought that many meals a day allowed a more active metabolism, as multiple digestions were considered to lead to more fat burning, however, in recent years, this has been proved wrong.

Putting it clearer, the digestion of 2,000 kcal food divided into six meals will consume as many calories as when divided into three meals. The only difference will be that in the first case, fewer calories will be used per digestion.

It has also been proved that it is not necessary to take in many meals a day by means of intermittent fasting, which are the dietary protocols that generate the most fat loss and imply eating the fewest times.

During intermittent fasting, regular cycles of fast and feeding are done. For instance, in protocol 16/8, regularly consumed calories are ingested during an 8-hour period of time, and fast occurs during the rest of the day on grounds of infusions that do not produce complete digestion, such as tea or coffee.

This allows superior fat loss, enhances insulin sensitivity (perfect for patients of type 2 diabetes), increases energy, reduces cholesterol and inflammation, detoxifies the organism and enhances cognitive function. The longer the fast period is, the bigger the fat loss will be.

To obtain the aforementioned benefits, longer than 16-hour fast is not necessary, as in protocol 16/8; remember that balance is always the key. Eating during 8 of the 24 hours of the day is a third, index 3 is always upheld.

An example of intermittent fasting could be the intake of three daily meals, at 1:00pm, at 5:00pm and at 9:00pm, and infusion-based fast the rest of the day.

By taking three meals a day, which is enough to feed ourselves correctly, the 3 System will be very simple to apply, and we can even adapt it perfectly to intermittent fasting in order to speed up fat loss.

On the other hand, if we do not want to have intermittent fasting, we will divide the meals into breakfast, lunch and dinner.

The second item to establish in a dietary plan is how each meal will be performed. In the 3 System, each meal is made up of three pieces of food. The aim is that each meal never lays on an excess of calories or carbohydrates, as previously explained in the fat-loss secret. At the same time, this kind of food combination allows to have varied feeding to prevent nutritional deficiencies.

Another remarkable item is that in each of the meals of the 3 System, the intake is divided into three pieces of food that allow to control the amount of calories and carbohydrates even without counting or weighing them, which makes everything even easier. An adequate intake of calories with a moderate intake of carbohydrates (without stepping out of them) will allow you to keep fit, feel rested, and you will feel really well.

Exaggerated consumption of carbohydrates is the main cause of obesity and such diseases as diabetes.

Index 3 in Cheat meals

Three cheat meals a week mean that we will be eating correctly 85% of the intakes, and relaxing 15% of the times.

This is optimum frequency as long as cheat meals are taken as indicated in the 3 System, to avoid an exaggerated imbalance of calories and carbohydrates.

Besides, it is also to be considered that by not having more than one cheat meal on the same day but distributing them all along the week, we will be eating tasty food regularly, which will make us feel satisfied.

Index 3 in Training

Here it is important to remark that everyone can exercise as many times in a week as they wish, but three times is the optimum recommended frequency to be healthy and keep a low body fat percentage.

Exercising three times a week enables you to have a good performance during each session, an optimum rest and recovery period, and a correct super-compensation mechanism, process in which a positive physical adaptation to the effort made is generated.

You can have one or two training sessions on your non-working days, and just try to fulfill the remaining sessions on working days.

As you can see, index 3 is perfectly suitable for each of the rules and their composition. This is how the 3 System was born.

4- Rule #1: Index 3 in Main Meals

In this chapter we will see how to take each of the meals of the 3 System.

In order to avoid misunderstandings and to find it easier to mention them, we will call *main meals* to those which lead to carry on correct nutrition, and *cheat meals* to those of free choice.

Each intake is divided into three equal parts (pieces), each of them represented by the size of a closed fist.

Foods are divided into four groups, and three of them will be used in each intake.

Here it is recommended that, by following the intermittent fasting protocol (the best option), the three daily meals should be lunch, a mid-afternoon meal, and dinner; and the day should start with an infusion, tea or coffee.

If intermittent fasting is not followed, the intake can be divided into breakfast, lunch and dinner. If your duties make your days too long and the meals are taken between long periods of time, you can add a breakfast-like mid-afternoon meal.

Breakfasts and Mid-afternoon Meals: G1, G2 and G3 Foods

PLATE DIVIDED INTO THREE PARTS

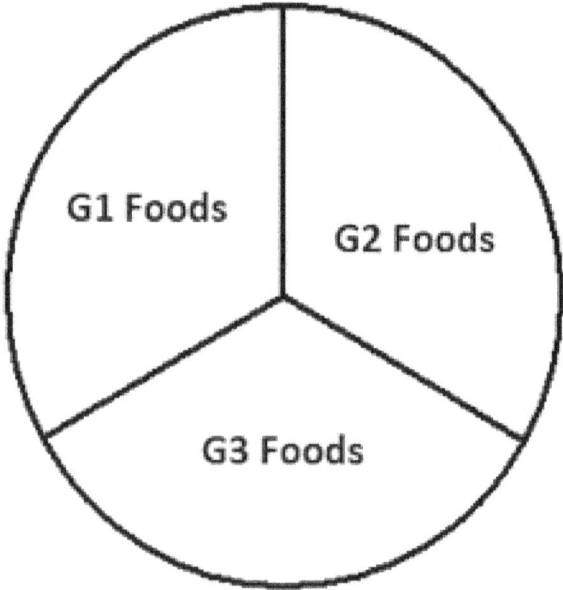

LUNCHES AND DINNERS: G2, G3 AND G4 FOODS

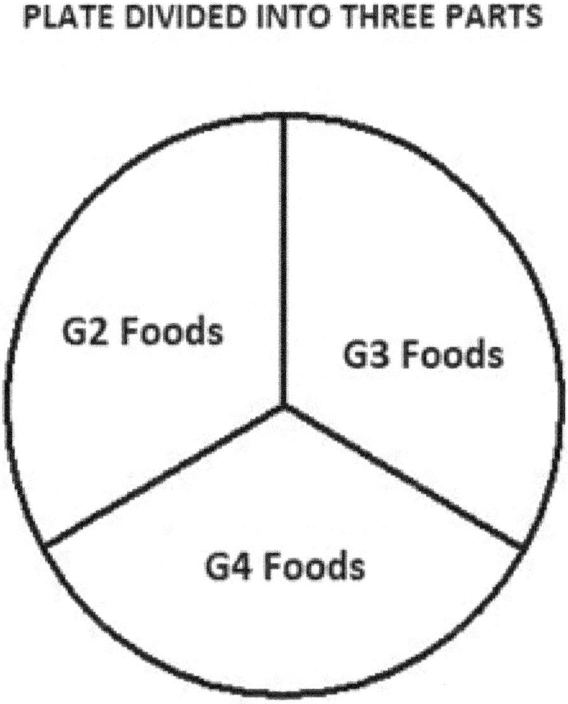

G1 Foods:
Infusions, tea, coffee, dairy products and derivates.
G2 Foods:
Meat, fish, eggs, cheese, cold cuts, dried fruits, seeds.
G3 Foods:
Cereals and derivates, tubers, legumes, fruit, fruit juices.
G4 Foods:
Vegetables, vegetable juices.

NOTE: Tubers, legumes, fruit and fruit juices are included in G3 Foods, given the high amount of carbohydrates they contain.

As dressings and savory seasonings, you can use salt, olive oil, vinegar, spices, grated cheese, light mayonnaise and small amounts of mustard.

You can also add a tablespoonful of chia, flax or sesame seeds to salads, rice or pasta, which besides flavoring your meals, will fill you with vitamins and minerals.

As sweet seasonings, you can use sweetener, stevia, light marmalade, etcetera.

Drinking water or sugarless drinks is always recommended (with no exception).

Infusions, tea and coffee, as you wish, can be taken between meals.

You may find some foods in different groups in adaptations for vegetarians or coeliac patients, but the only reason is to always try and find a balance and that each main meal does not contain a caloric or carbohydrate excess.

It is also worth pointing out that fried, breaded or high fat foods should be avoided in main meals, and these must only be consumed in cheat meals.

For example, if you eat a piece of lean meat in a main meal, your cheat meal could be a fried or baked breaded steak.

To avoid weighing foods and counting their calories, we will now see a list of each of them with the size of the recommended pieces so as not to have an excess (remember that you can use the following list or compare the piece with the size of a closed fist).

Dairy products/Derivates

- Whole milk: 1 cup
- Low-fat milk: 1 cup
- Fat-free milk: 1 cup
- Full-fat yogurt: 1 cup
- Low-fat yogurt: 1 cup

- Yogurt with fruit: 1cup
- Cream: 2 large spoonfuls

Meats

- Lean piece of beef: 1 medium-sized steak
- Half-fat ox meat: 1 small steak
- Kid meat: 1 medium-sized steak
- Lean pork: 1 medium-sized steak
- Fatty pork: 1 small steak
- Venison: 1 medium-sized steak
- Quail meat: 1 small steak
- Rabbit meat: 1 medium-sized steak
- Suckling lamb: 1 medium-sized steak
- Lamb (leg): 1 fist-sized piece
- Pheasant: 1 small steak
- Pork liver: 1 small steak
- Beef liver: 1 small steak
- Wild boar meat: 1 medium-sized steak
- Shoulder ham: 1 small steak
- Hare: 1 fist-sized piece
- Duck: 1 fist-sized piece
- Turkey breasts: 1 half
- Turkey legs: 1
- Partridge: 1 fist-sized piece
- Chicken thighs: 1
- Chicken breasts: 1 half

Fishes

- Clams: 10
- Eel: 1 slice
- Herring: 1 fist-sized piece
- Fresh tuna: 1 fist-sized piece
- Canned tuna: 1

- Codfish: 1 slice
- Anchovy: 1 cup
- Mackerel: ½ can
- Squid: 1 cup
- Shrimp: 1 cup
- Lobster: 1 piece
- Flounder: 1 slice
- Sea bass: 1 slice
- Pike: 1 slice
- Mussels: 4
- Hake: 1 slice
- Grouper: 1 slice
- Swordfish: 1 slice
- Octopus: 1 cup
- Turbot: 1 slice
- Salmon: 1 slice
- Sardines: 1
- Cuttlefish: 1 cup
- Sushi: 4/5
- Trout: 1 slice

Eggs

- Whole eggs (2.5 oz): 2
- White (1.16 oz): 4

Cheeses

- Brie: ½ closed-fist-sized piece
- Camembert: ½ closed-fist-sized piece
- Cheddar: ¼ closed-fist-sized piece
- Cottage: ½ cup
- Edam: ½ closed-fist-sized piece
- Emmental: ½ closed-fist-sized piece
- Gruyere: ½ closed-fist-sized piece

- Mozzarella: ½ closed-fist-sized piece
- Parmesan: ¼ closed-fist-sized piece
- Sheep's cheese: ½ closed-fist-sized piece
- Curd: 1 cup
- Roquefort: ¼ closed-fist-sized piece
- Fresh: ½ closed-fist-sized piece

Cold Cuts

- Cooked ham: 5 slices
- Cooked stiff: 5 slices

Dried Fruits

- Almonds: 25
- Hazelnuts: 20
- Peanuts: 20
- Chestnuts: 10
- Prunes (plums): 2/3
- Dried dates: 5
- Dried figs: 5
- Nuts: 5
- Pine nuts: 30
- Pistachios: 25
- Prunes (grapes): ¼ cup

Seeds

- Chia seeds: 1 tablespoonful
- Flax seeds: 1 tablespoonful
- Sesame seeds: 1 tablespoonful

Cereals/Derivates

- Rolled oats: ½ cup
- Rice: 1 cup
- Barley: ½ cup
- Cornflakes: ½ cup
- Oatmeal flakes: ½ cup
- Cookies: 5
- *Nestum 3 Cereals:* 1 piece
- White bread: 1 bun
- Brown bread: 2 slices
- Toast: 2 slices
- Egg pasta: 1 cup
- Semolina pasta: 1 cup
- Whole grain pasta: 1 cup
- Cornflour: 1 cup
- Tapioca: ½ cup

Tubers

- Potatoes: 1
- Sweet potatoes: 1
- Yams: 1

Legumes

- Dried green beans: ¾ cup
- Chickpeas: ¾ cup
- Fresh peas: ¾ cup
- Dried peas: ¾ cup
- Fresh beans: ¾ cup
- Dried beans: ¾ cup
- Lentils: ¾ cup

Fruits

- Avocadoes: 1
- Apricots: 1
- Cranberries: 1 cup
- Cherries: 1 cup
- Plums: 1 cup
- Strawberries: 1 cup
- Pomegranates: 1 cup
- Currants: 1 cup
- Fresh figs: 3
- Lemons: 1
- Tangerines: 1
- Mangoes: 1
- Apples: 1
- Peaches: 1 cup
- Melon: 1 cup
- Blackberries: 1 cup
- Oranges: 1
- Loquats: 3/4
- Pineapple: 1 cup
- Pears: 1
- Bananas: 1
- Grapefruits: 1
- Watermelon: 1 cup
- Grapes: 1 cup

Vegetables

- Garlic: 1
- Chard: 1 cup
- Artichoke: 1 cup
- Celery: ½ cup
- Eggplant: 1
- Cress: 1 cup

- Broccoli: 1 cup
- Squash: 1 cup
- Pumpkin: 1 fist-sized piece
- Onion: 1/2
- Red cabbage: 1 cup
- Brussels sprouts: 1 cup
- Cauliflower: 1 cup
- Asparagus: 1 cup
- Spinach: 1 cup
- Lettuce: 1 cup
- Turnip: 1
- Cucumber: 1
- Leek: 1 cup
- Radish: 1 cup
- Beetroot: 1 cup
- Cabbage: 1 cup
- Mushrooms: 1 cup
- Tomato: 1
- Carrot: 1

Dressings/Seasonings

- Olive oil: 1 tablespoonful
- Seed oil: 1 tablespoonful
- Vinegar: your choice
- Spices: your choice
- Grated cheese: 1 tablespoonful
- Light mayonnaise: 1 teaspoonful
- Mustard: 1 teaspoonful
- Sweetener: 1 stick
- Honey: 1 teaspoonful
- Diet marmalade: 1 tablespoonful

This nutrition system offers many advantages considering that no food is forbidden, so it is adaptable to individuals' preferences. By eating everything, there do not exist nutritional deficiencies. Carbohydrate intake is moderate, preventing the feeling of tiredness, but with the advantage of keeping a low body fat percentage. Protein is not consumed in excess, however, there is no deficit either. And the most important issue: by eating varied and tasty food, this nutrition style will be easy to definitely incorporate in order to always look and feel good, unlike what happens with specific diets that offer short-term results but become untenable in the long term, and end up in typical rebound effects.

Some examples of food combinations for breakfasts and mid-afternoon meals.

- 1- Tea (G1), brown bread (G3), cheese (G2).
- 2- Coffee (G1), brown bread (G3), cheese (G2).
- 3- Milk (G1), brown bread (G3), cheese (G2).
- 4- Yogurt (G1), brown bread (G3), cheese (G2).
- 5- Tea (G1), eggs (G2), fruit (G3).
- 6- Coffee (G1), eggs (G2), fruit (G3).
- 7- Milk (G1), eggs (G2), fruit (G3).
- 8- Yogurt (G1), eggs (G2), fruit (G3).
- 9- Milk (G1), dried fruits (G2), cereal (G3).
- 10- Yogurt (G1), seeds (G2), fruit (G3).
- 11- Milk (G1), cereal (G3), eggs (G2).
- 12- Yogurt (G1), cereal (G3), eggs (G2).
- 13- Milk (G1), oatmeal (G3), eggs (G2).
- 14- Yogurt (G1), oatmeal (G3), eggs (G2).

Some examples of food combinations for lunches and dinners.

- 1- Meat (G2), rice (G3), vegetables (G4).
- 2- Meat (G2), rice (G3), salads (G4).
- 3- Meat (G2), pasta (G3), vegetables (G4).
- 4- Meat (G2), pasta (G3), salads (G4).
- 5- Meat (G2), salads (G4), potatoes (G3).
- 6- Meat (G2), salads (G4), fruit (G3).

- 7- Chicken (G2), rice (G3), vegetables (G4).
- 8- Chicken (G2), rice (G3), salads (G4).
- 9- Chicken (G2), pasta (G3), vegetables (G4).
- 10- Chicken (G2), pasta (G3), salads (G4).
- 11- Chicken (G2), salads (G4), potatoes (G3).
- 12- Chicken (G2), salads (G4), fruit (G3).
- 13- Fish (G2), rice (G3), vegetables (G4).
- 14- Fish (G2), rice (G3), salads (G4).
- 15- Fish (G2), pasta (G3), vegetables (G4).
- 16- Fish (G2), pasta (G3), salads (G4).
- 17- Fish (G2), salads (G4), potatoes (G3).
- 18- Fish (G2), salads (G4), fruit (G3).
- 19- Meat (G2), legumes (G3), vegetables (G4).
- 20- Meat (G2), legumes (G3), salads (G4).
- 21- Chicken (G2), legumes (G3), vegetables (G4).
- 22- Chicken (G2), legumes (G3), salads (G4).
- 23- Fish (G2), legumes (G3), vegetables (G4).
- 24- Fish (G2), legumes (G3), salads (G4).
- 25- Legumes (G3), vegetables (G4), eggs (G2).
- 26- Legumes (G3), salads (G4), eggs (G2).

5- Rule #2: Index 3 in Cheat Meals

This is one of the most important issues in the 3 System, we will see why.

Many nutritional plans fail due to the fact that they make people spend a long time feeding themselves in an unappealing way. This generates a big psychological pressure that, consequently, leads to big imbalances in cheat meals, and an uncontrolled urge for food that wastes all the effort made.

In the 3 System we will have three cheat meals a week. It must be clear that we mean three meals, not three free days. This implies we will be eating correctly 85% of the intakes, and relaxing 15% of the times.

But here comes the importance of cheat meals in the 3 System: during these three meals we will not eat in a completely free way. Even if we can choose what foods we will eat, we will always respect the rule that requires eating three closed-fist-sized pieces. Drinks of your choice and desserts will also count as one piece.

Examples:

- 1- During lunch or dinner you can eat three pieces of pizza, but you must drink water or sugarless drinks and you cannot have dessert.
- 2- During lunch or dinner you can eat two pieces of pizza and choose one drink but you cannot have dessert.
- 3- During lunch or dinner you can eat two pieces of pizza and choose one dessert, but you must drink water or sugarless drinks.
- 4- During lunch or dinner you can eat one piece of pizza and choose one dessert and one drink.

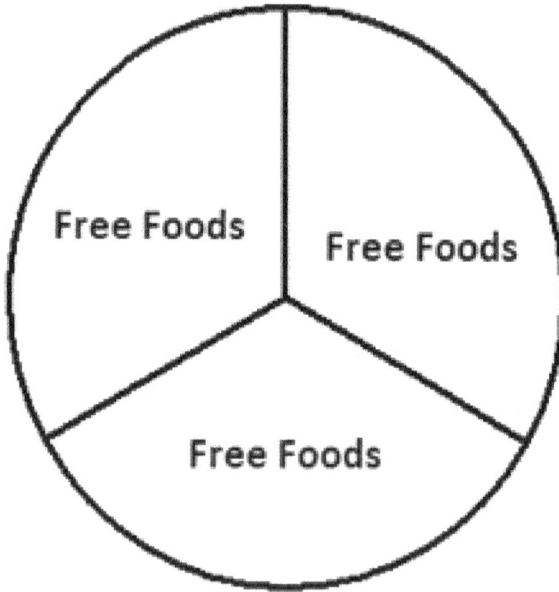

- 5- During lunch or dinner you can eat one breaded steak and French fries, and choose one drink, but you cannot have dessert.
- 6- During lunch or dinner you can eat one breaded steak and French fries, and choose one dessert, but you must drink water or sugarless drinks.
- 7- During breakfast or mid-afternoon meal you can have a cup of coffee and milk and two croissants.

The aim of eating in this way is to avoid an important carbohydrate and calorie imbalance in each cheat meal.

Although everyone can choose when and which meals to skip according to personal preferences and social life, it is recommended to have one cheat meal on Wednesdays (in the middle of the week), one cheat meal on Saturdays (for example, for dinner) and one cheat meal on Sundays (for example, for lunch). In this way, free intakes are quite frequent and the 3 System becomes tasty, simple and easy to carry on.

NOTE: One breakfast or mid-afternoon meal can also be replaced as a cheat meal.

In cases in which, whatever the reason, we cannot have the cheat meal on grounds of the 3 System principles, it is recommended that the cheat meal is not bigger than a plate (medium- size) as this kind of food contains a big amount of calories due to fats and carbohydrates.

Examples of pieces of savory foods on free days:

- Toast sandwiches: 1/2
- Pizza: 1
- Pie: 1
- *Empanadas:* 1
- White bread sandwiches: 1
- Hot dogs: 1
- Cheeseburger (in a bun): it represents two pieces

Examples of pieces of sweet foods on free days:

- Croissants: 1

- *Alfajores:* 1
- Chocolates: 1 small or medium bar (1.10 oz/1.80 oz)
- Cookies: 5
- Dessert: 1
- Icecream: 1 cup/1

The idea is not to forbid foods you like, but to have cheat meals which do not imply the intake of exaggerated amounts of calories and carbohydrates that waste all the effort made along the week.

6- Rule #3: Index 3 in Training

As previously said, exercising three times a week is the optimum recommended frequency to remain healthy and maintain a low body fat percentage.

If you are not fit or if you are overweight, it is important to start slowly; gradually increasing intensity in following sessions.

There exist many options, such as walking, jogging, swimming, working out, spinning, cross training, aerobics classes or practicing your favorite sport.

Working out is one of the best activities you can do. You can exercise in the best possible way, monitored by coaches in case of any doubts you may have, and it is also an excellent way to meet new people and enlarge your social circle. This will make you feel like going to the gym and it will help you make constant progress.

Nowadays, most fitness centers offer many different activities to do.

If, given your daily duties, you have little time for working out, it is possible to get a workout machine to do it at home, say a stationary/elliptical bike, a climber or any you would like to use.

The advantage of the latter is that you can always exercise, regardless being on a holiday and finding the fitness center closed, regardless the weather conditions - you can have the sessions at the time of day of your preference.

Except for any health problem that prevents you from exercising, there are no excuses: there is always a way to exercise. The important thing is that you do some kind of activity, and above all, do it steadily.

We will now see some of the most recommended and popular options to exercise and keep fit.

Walking

It is the simplest activity to start exercising if you are not fit or if you are overweight. You can go for walks in the nearest park taking advantage of the sun, do it at the gym, or buy a treadmill to do it comfortably at home.

Your first sessions may last 20 or 30 minutes and increase up to one hour's time.

Bodybuilding

Lifting weights provides plenty of physical and health benefits. Increasing your muscle mass will make your basal metabolic rate higher, i.e., it will make your body consume a bigger amount of calories even when relaxing. This will allow you to have lower fat percentage and look much better.

Climber

This is a highly recommended exercise when you cannot attend a gym. There exist climbers which can even be saved under the bed, and can be used any moment.

Spinning

Spinning is an indoor cycling program, a very effective aerobic training performed in time to the music with a stationary bike. This activity is among those which burn up the most calories per session.

Zumba

This fitness discipline focuses on keeping a healthy body, and develop, strengthen and provide flexibility to the body by means of a combination of dancing movements and a series of aerobics routines.

Jogging

It is one of the most popular activities to keep a low fat percentage. If at the beginning you cannot do it steadily for as long as your exercising session should take because your physical condition impedes it, it is then ideal to alternate jogging with walks.

As sessions go by, you will enhance your physical and aerobic ability until you can reach a steady rhythm.

You can go jogging in the nearest park, at the gym, or get a treadmill to do it at home.

Cross Training

This allows you to enhance your general physical condition quickly. Functional movements activate all the muscular chains to produce a natural movement such as running, jumping, pushing, throwing, pulling, and so on. This is the reason why sports people use it, especially to minimize their weaknesses and get ready to endure the most intense phases of their training.

The large diversity of exercises make sessions very entertaining.

HIIT

HIIT (High Intensity Interval Training) is one of the most effective ways both to enhance resistance and to burn up fat, due to the fact that it improves the ability of the body to oxidize glucose as well as fat.

7- The 3 System for Vegetarians

A vegetarian diet focuses on a fruit, vegetables, legumes, grains, dried fruits and seeds nutrition.

There is not a unique type of vegetarian diet. Vegetarian nutrition models commonly appear in one of the following groups:

- 1- Strictly vegetarian diet, which excludes all types of meat and animal products.
- 2- Lacto-vegetarian diet, which includes dairy products.
- 3- Ovovegetarian diet, which includes eggs.
- 4- Ovo-lacto-vegetarian diet, which includes dairy products and eggs.

The 3 System can be perfectly adapted to a vegetarian diet. In this case, the intake is divided into three equal parts, each one represented by an amount equivalent to a closed fist.

The foods will be divided into four groups.

Breakfasts and Mid-afternoon Meals: V1, V2 and V3 Foods

PLATE DIVIDED INTO THREE PARTS

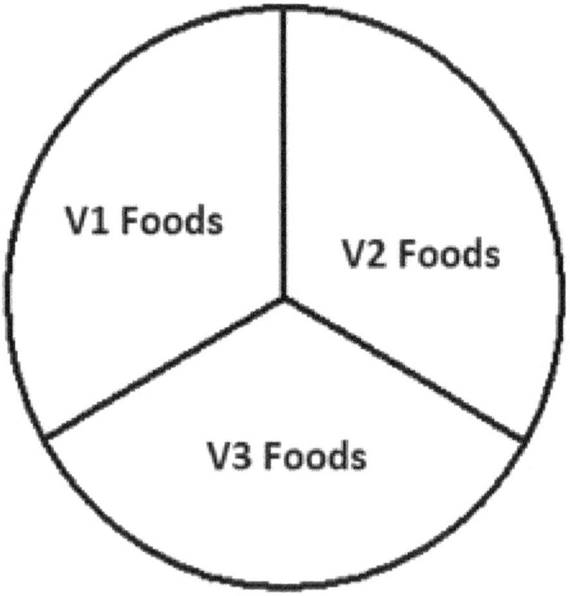

Lunches and Dinners: V2, V3 and V4 Foods

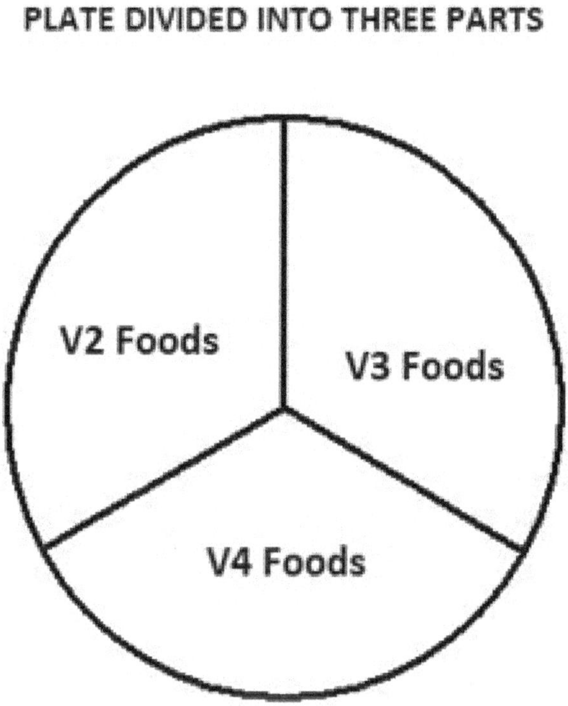

V1 Foods:
Infusions, tea, coffee, non-dairy milk.
V2 Foods:
Seitan, tofu, soya, legumes, dried fruits, seeds.
V3 Foods:
Cereals and derivates, tubers, fruit, fruit juices.
V4 Foods:
Vegetables, vegetable juices.

NOTE: Tubers, fruits and fruit juices are included in V3 Foods given the high carbohydrate rate they contain.

Vegetarians who consume dairy products and eggs must include them in the V2 Foods group.

As dressings and savory seasonings you can use salt, olive oil, vinegar, spices, mustard and any other vegetable-based ones, in small amounts.

Also in salads, rice or pasta, you can add a tablespoonful of chia, flax or sesame seeds, which will not only add flavor to your meals but also fill you with vitamins and minerals.

As sweet seasoning you can use sweetener, stevia and light marmalade, among others.

You must always drink water or sugarless drinks (no exception).

Infusions, tea and coffee, as desired, can be taken between meals.

In the case of cheat meals, you must eat three closed-fist-sized pieces.

In this case, free choice drinks and desserts will also count as one piece.

PLATE DIVIDED INTO THREE PARTS

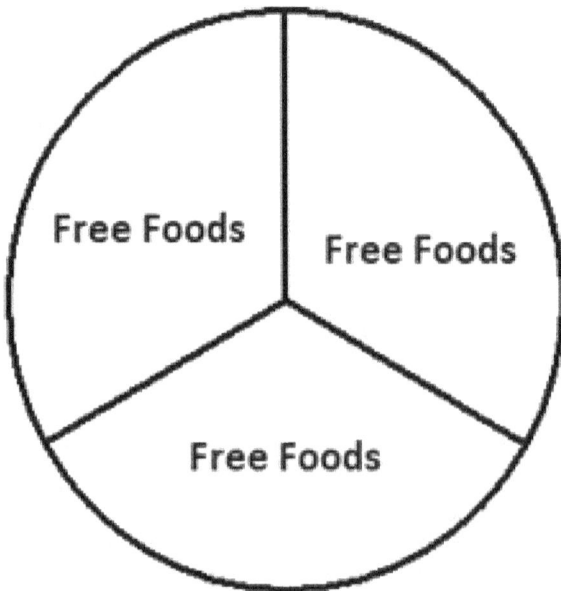

Some examples of food combinations for breakfasts and mid-afternoon meals.

- 1- Soy milk (V1), brown bread (V3), tofu (V2).
- 2- Almond milk (V1), brown bread (V3), tofu (V2).
- 3- Soy milk (V1), dried fruits (V2), fruit (V3).
- 4- Almond milk (V1), seeds (V2), fruit (V3).
- 5- Soy milk (V1), seeds (V2), brown bread (V3).
- 6- Almond milk (V1), seeds (V2), brown bread (V3).

Some examples of food combinations for lunches and dinners.

- 1. Seitan (V2), rice (V3), vegetables (V4).
- 2- Seitan (V2), rice (V3), salads (V4).
- 3- Seitan (V2), potatoes (V3), vegetables (V4).
- 4- Seitan (V2), potatoes (V3), salads (V4).
- 5- Tofu (V2), rice (V3), vegetables (V4).
- 6- Tofu (V2), rice (V3), salads (V4).
- 7- Tofu (V2), potatoes (V3), vegetables (V4).
- 8- Tofu (V2), potatoes (V3), salads (v4).
- 9- Soya (V2), rice (V3), vegetables (V4).
- 10- Soya (V2), rice (V3), salads (V4).
- 11- Soya (V2), potatoes (V3), vegetables (V4).
- 12- Soya (V2), potatoes (V3), salads (V4).
- 13- Seitan (V2), salad (V4), fruit (V3).
- 14- Seitan (V2), vegetables (V4), fruit (V3).
- 15- Tofu (V2), salad (V4), fruit (V3).
- 16- Tofu (V2), vegetables (V4), fruit (V3).
- 17- Soya (V2), salad (V4), fruit (V3).
- 18- Soya (V2), vegetables (V4), fruit (V3).
- 19- Rice (V3), legumes (V2), vegetables (V4).
- 20- Rice (V3), legumes (V2), salads (V4).

8- The 3 System for Coeliac Patients

Coeliac Disease (CD) is a chronic, multi-organ and autoimmune process that firstly injures the bowel and can hurt any organ or body tissue. It is produced by permanent intolerance to gluten, proteins present in wheat, oat, barley, rye —TACC— and derivates of these cereals.

It is not just simple food intolerance, allergy or digestive disorder, but a systemic disease in which abnormal immune response caused by gluten can lead to the production of different auto-antibodies capable of affecting any part of the organism.

Lack of strict treatment can cause very serious health complications in the digestive tract as well as in other organs, cardiovascular diseases, neurological and psychiatric disorders (known as neurogluten), autoimmune diseases, osteoporosis, refractory coeliac disease (which does not respond to treatment with the diet) and, in a few cases (especially in children), the so-called "coeliac crisis", which appears suddenly and can be fatal.

The 3 System can also be perfectly adapted to coeliac patients. In this case, the intake is divided into three equal parts, each one represented by a closed-fist-sized amount.

Foods will be divided into three groups.

Breakfasts and Mid-afternoon Meals: C1, C1 and C2 Foods

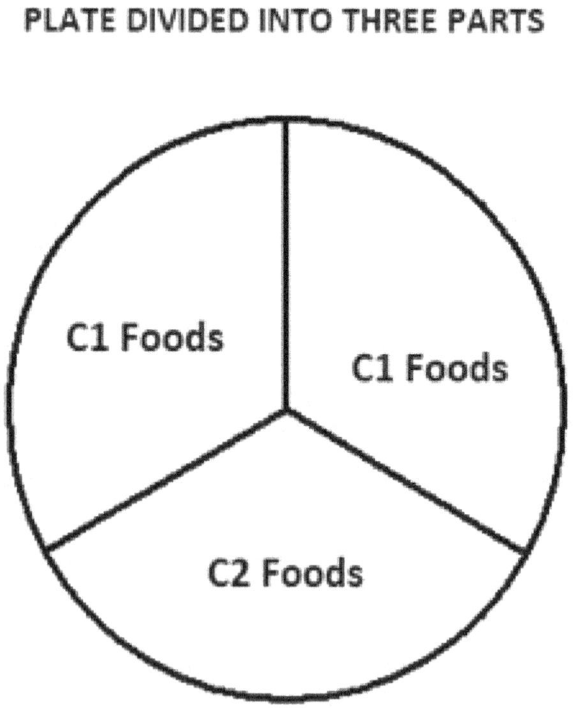

Lunches and Dinners: C1, C2 and C3 Foods

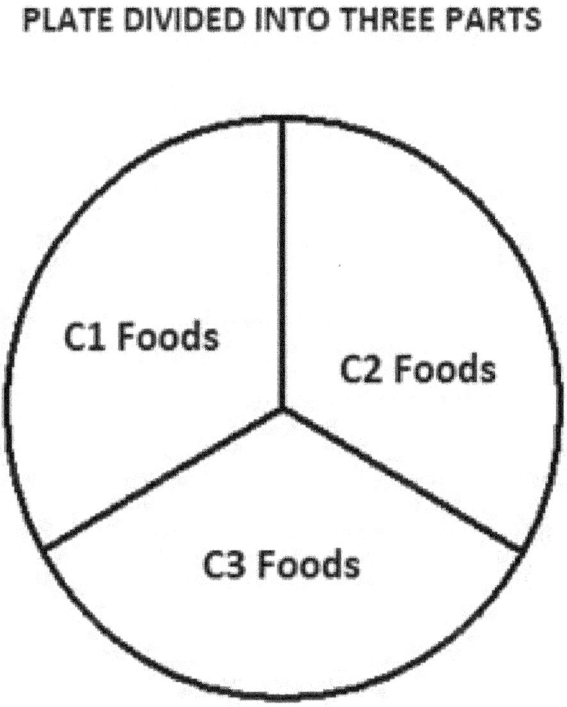

C1 Foods:

Meat, fish, eggs, cheese, dairy products, dried fruits and seeds.

C2 Foods:

Rice, potatoes, legumes, fruit, fruit juices.

C3 Foods:

Vegetables, salads, vegetable juices.

NOTE 1: Pick only C1, C2 and C3 Foods from the list of food for coeliac patients.

NOTE 2: Legumes and fruits are included in the C2 Foods group given the high carbohydrate rate they contain.

Dressings and seasonings apt for coeliac patients can also be used: salt, olive oil, vinegar and spices.

You must always drink water or drinks apt for coeliac patients.

In the case of cheat meals, you must eat three closed-fist-sized pieces.

In this case, free-choice drinks and desserts will also count as one piece.

PLATE DIVIDED INTO THREE PARTS

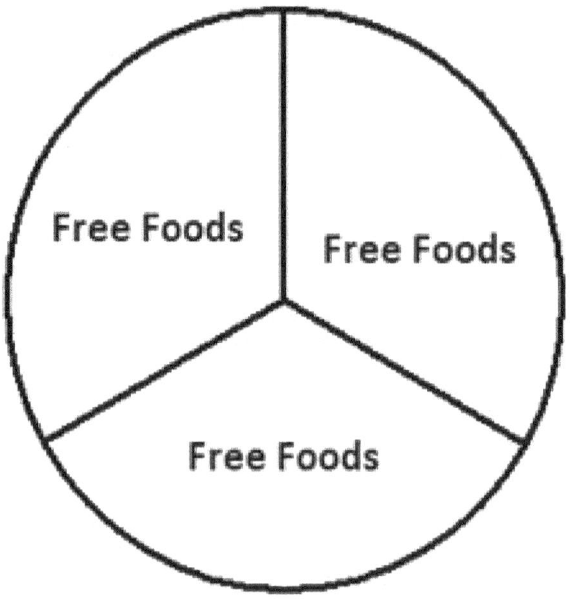

Some examples of food combinations for breakfasts and mid-afternoon meals

- 1- Yogurt (C1), seeds (C1), fruit (C3).
- 2- Yogurt (C1), dried fruits (C1), fruit (C3).

- 3- Yogurt (C1), cheese (C1), fruit (C3).
- 4- Yogurt (C1), eggs (C1), fruit (C3).
- 5- Milk (C1), cheese (C1), fruit (C3).
- 6- Milk (C1), eggs (C1), fruit (C3).
- 7- Cheese (C1), eggs (C1), fruit (C3).

Some examples of food combinations for lunches and dinners.

- 1- Meat (C1), rice (C2), vegetables (C3).
- 2- Meat (C1), rice (C2), salad (C3).
- 3- Meat (C1), salad (C3), fruit (C2).
- 4- Meat (C1), vegetables (C3), fruit (C2).
- 5- Chicken (C1), rice (C2), vegetables (C3).
- 6- Chicken (C1), rice (C2), salad (C3).
- 7- Chicken (C1), salad (C3), fruit (C2).
- 8- Chicken (C1), vegetables (C3), fruit (C2).
- 9- Fish (C1), rice (C2), vegetables (C3).
- 10- Fish (C1), rice (C2), salad (C3).
- 11- Fish (C1), salad (C3), fruit (C2).
- 12- Fish (C1), vegetables (C3), fruit (C2).
- 13- Meat (C1), legumes (C2), vegetables (C3).
- 14- Meat (C1), legumes (C2), salad (C3).
- 15- Chicken (C1), legumes (C2), vegetables (C3).
- 16- Chicken (C1), legumes (C2), salad (C3).
- 17- Fish (C1), legumes (C2), vegetables (C3).
- 18- Fish (C1), legumes (C2), salads (C3).
- 19- Legumes (C2), vegetables (C3), eggs (C1).
- 20- Legumes (C2), salad (C3), eggs (C1).

9- The 3 System Adaptations to Gain Muscle Mass

The process of gaining muscle mass is very easy to understand. For a muscle to grow, you must do some exercises that require an overexertion that produces microscopic breaks of the fibers that compose it. These breaks lead to cytokines, a group of proteins that repair damaged tissue.

By continuously carrying on this break and repair process, the body tends to increase the number of fibers, which is known as *hypertrophy*. To be able to carry on this process, we must feed ourselves correctly so as to get the muscle to have all necessary prime matter to recover and grow.

But you must take into account that the muscle does not grow while you are training, but while you are resting, that is why it is important to sleep for 8 hours daily.

Training + nutrition + rest = muscle growth

When muscles stop growing, there could be several reasons: you are not resting enough time for the muscles to recover, your training does not have adequate intensity, or you are not eating enough to grow, among others.

Supposing you rest well and you train correctly, the next step is to increase your food intake.

From a nutritional point of view, with the 3 System you will be incrementing the number of daily intakes as muscular progress stops.

You must start with three daily meals until you see no gain. At this point, you must add a fourth meal alike lunch and dinner. When progress stops, again you add an intake.

You must repeat this until you reach six daily meals (breakfast plus five lunch-and-dinner-like meals). This variation is important due to different reasons:

- 1- The organism is not saturated with excessive intake in each meal.
- 2- It allows to increase muscle mass without fat excess.
- 3- You keep up control of calories and carbohydrates.

Once the desired muscle mass rate is accomplished, you must keep the number of daily intakes you are having at that moment.

At this point it is important to create the habit of preparing your meals and taking them everywhere with you in order not to skip intakes and to always be well-nourished.

Next, we will indicate how to train in order to gain muscle mass.

Workout Routines

You can use the routine you find most convenient according to your training level and to the frequency you can go to the gym weekly.

If you are a beginner, your routines must follow the indicated order.

Exercise Series, Reps and Rest per Exercise

Firstly, you must establish the maximum weight you can handle to do six reps of a determined exercise, and from there on, you should calculate the weight for the rest of the series.

- Series #1: 10 reps with 50% of maximum weight.
- Series #2: 8 reps with 75% of maximum weight.
- Series #3: 6 reps with 100% of maximum weight.
- Series #4: 15 reps with 30% of maximum weight.

For example:

Supposing you can do six reps of 88lb-bar bicep curls.

- Series #1: 10 reps with 44lbs.
- Series #2: 8 reps with 66lbs.
- Series #3: 6 reps with 88lbs.
- Series #4: 15 reps with 33lbs.

Once you can do eight reps with that weight in Series #3, you should raise the load in the next training in which you perform this exercise.

You must rest for 2-3 minutes between series of exercises.

Beginner Full Body

It consists of training the whole body on the same day, starting with the largest muscles.

Only basic exercises are performed.

It is ideal for beginners who intend to enhance their strength. Training happens twice a week, for instance Mondays and Thursdays, or Tuesdays and Fridays.

Each training makes thighs, calves, chest, back, shoulders, triceps, biceps and abs work.

Example:

- Squats
- Standing Calf Raises with a machine
- Bench Press
- Pulldowns with open chain
- Military Press
- French Curl
- Bar Curl
- Chest Raises

Intermediate Full Body

It consists of training the whole body on the same day, starting with the largest muscles.

Only basic exercises are performed. It is ideal for intermediates who have already carried out beginner full body training for three to six months.

Training happens three times a week, for instance Mondays, Wednesdays and Fridays, or Tuesdays, Thursdays and Saturdays.

Each training makes thighs, calves, chest, back, triceps, biceps and abs work. Example:

- Squats
- Standing Calf Raises with a machine
- Bench Press
- Pulldowns with open chain
- Military Press
- French Curl
- Bar Curl
- Chest Raises

Two-day Routine

Muscle groups are divided into two days. A basic and an isolation exercise are performed for each muscle.

For thighs, a basic quadricep exercise and a basic femoral exercise are performed. For abs and calves, only a basic exercise is performed.

Training happens twice or three times a week, for instance Mondays and Thursdays, or Mondays, Wednesdays and Fridays. If training twice a week, each group exercises once. If training three times a week, each week one muscle group is repeated, as the first is repeated in the third training.

- Day 1: Chest, back, shoulders, abs.
- Day 2: Thighs, calves, biceps, triceps.

- Day 3: (only if training three times a week): repeat Day 1.

Examples:

Day 1:

- Bench Press
- Dumbbell Flyes
- Pulldowns with open chain
- Dumbbell Rows
- Military Press
- Lateral Flies
- Chest Raises

Day 2:

- Squats
- Lying Femoral exercises
- Standing Calf Raises with a machine
- Bar Curl
- Standing Dumbbell Curl
- French Curl
- Pulley Extensions

Three-day Routine

Muscle groups are divided into three days.

Two basic exercises and one isolation exercise are performed for each muscle.

For thighs, two quadricep exercises (a basic one and an isolation one) and one femoral exercise (basic) are performed.

For shoulders, one basic exercise and two isolation exercises are performed.

For calves, abs and the lumbar region, two exercises are performed, a basic one and an isolation one for each of them.

Training happens three times a week, for instance Mondays, Wednesdays and Fridays, or Tuesdays, Thursdays and Saturdays.

- Day 1: Chest, biceps, calves.
- Day 2: Back, triceps, abs.

- Day 3: Thighs, shoulders, lumbar region.

Examples:

Day 1:

- Bench Press
- Incline Press
- Dumbbell Flyes
- Bar Curl
- Scott Bench Curl
- Pulley Curl
- Standing Calf Raises with a machine
- Seated Calf Raises with a machine

Day 2:

- Pulldowns with open chain
- Bar Rows
- Seated Rows
- French Curl
- Closed Chain Press
- Pulley Extensions
- Chest Raises
- Leg Raises

Day 3

- Squats
- Lying Quadricep exercises
- Lying Femoral exercises
- Military Press
- Lateral Flies
- Back Flies
- Hyperextensions
- Deadlift

Four-day Routine

Muscle groups are divided into four days. For chest and back, two basic exercises and two isolation exercises are performed.

For biceps and triceps, two basic exercises and one isolation exercise are performed. For shoulders, one basic exercise and three isolation exercises are performed. For thighs, two basic quadricep exercises and two femoral exercises are performed, a basic and an isolation one for each of them. For abs and calves, one basic exercise and one isolation exercise are performed.

Training happens four times a week, for instance Mondays, Tuesdays, Thursdays and Fridays.

- Day 1: Chest, abs.
- Day 2: Thighs, calves.
- Day 3: Back, shoulders.
- Day 4: Triceps, biceps, abs.

Example:

Day 1:

- Bench Press
- Incline Press
- Dumbbell Flyes
- Parallel Bar exercises
- Chest Raises
- Leg Raises

Day 2:

- Squats
- Lying Quadricep exercises
- Lying Femoral exercises
- Stiff-Leg Deadlift
- Standing Calf Raises with a machine
- Seated Calf Raises with a machine

Day 3:

- Pulldowns with open chain
- Bar Rows
- Seated Rows
- Dumbbell Rows
- Military Press

- Lateral Flies
- Back Flies
- Front Flies

Day 4:

- French Curl
- Closed Chain Press
- Pulley Extensions
- Bar Curl
- Scott Bench Curl
- Pulley Curl
- Chest Raises
- Leg Raises

A Muscle a Day

Each day only one muscle is trained with high intensity. For chest and back, three basic exercises and two isolation exercises are performed. For biceps and triceps, two basic exercises and two isolation exercises are performed. For shoulders, two basic exercises and three isolation exercises are performed.

For thighs, three quadricep exercises (two basic and an isolation ones) and two femoral exercises (a basic and an isolation one) are performed. For calves, a basic and an isolation exercise are performed. Abs are trained with two different exercises each day.

Training happens five times a week, for example Mondays, Tuesdays, Wednesdays, Thursdays and Fridays.

- Day 1: Chest, abs.
- Day 2: Back, abs.
- Day 3: Shoulders, abs.
- Day 4: Triceps, biceps, abs.
- Day 5: Thighs, calves, abs.

Example:

Day 1:

- Bench Press
- Incline Press
- Decline Press
- Dumbbell Flyes
- Parallel Bar exercises
- Chest Raises
- Leg Raises

Day 2:

- Pulldowns with open chain
- Bar pull-ups
- Bar Rows
- Seated Rows
- Dumbbell Rows
- Chest Raises
- Leg Raises

Day 3:

- Military Press
- Shoulder Shrugs
- Lateral Flies
- Back Flies
- Front Flies
- Chest Raises
- Leg Raises

Day 4:

- Bar Curl
- Scott Bench Curl
- Standing Dumbbell Curl
- Pulley Curl
- French Curl
- Closed Chain Press
- Pulley Extensions
- Inverted Rows
- Chest Raises

- Leg Raises

Day 5:

- Squats
- Incline Press
- Lying Quadricep exercises
- Lunges
- Lying Femoral exercises
- Stiff-Leg Deadlift
- Standing Calf Raises with a machine
- Seated Calf Raises with a machine
- Chest Raises
- Leg Raises

Recommended Exercises for Each Muscle

Basic chest exercises: bench press, incline press, decline press.

Other chest exercises: dumbbell flyes, parallel bar exercises, flyes with a machine.

Basic back exercises: pulldowns with open chain, pull-ups, bar rows.

Other back exercises: dumbbell rows, hammer rows, seated rows, T-bar rows.

Basic lumbar exercises: deadlift.

Other lumbar exercises: hyperextensions.

Basic shoulder exercises: military press, dumbbell press, shoulder shrugs.

Other shoulder exercises: lateral flies, back flies, front flies.

Basic tricep exercises: French curl, closed chain curl, parallel bar exercises.

Other tricep exercises: pulley extensions, inverted rows.

Basic bicep exercises: bar curl, Scott bench bar curl.

Other bicep exercises: standing dumbbell curl, pulley curl, hammer curl, Roman dumbbell curl.

Basic quadricep thigh exercises: squats, incline press, hack squats.

Other quadricep thigh exercises: lying quadriceps exercises, lunges.

Basic femoral muscle exercises: lying femoral exercises, seated femoral exercises.

Other femoral muscle exercises: stiff-leg deadlift.

Basic calf exercises: standing calf raises with a machine, incline press calf raises, heel raises.

Other calf exercises: seated calf raises.

Basic abs exercises: chest raises, shrugs.

Other abs exercises: leg raises, bar twists, leaning lateral raises.

Weider Principles

The Weider Principles are high intensity training techniques.

Contrary to popular belief, the Weider Training Principles were not invented by Joe Weider, but were methods already known and tried. His contribution consisted of ordering and defining them.

Systematization of these training principles has provided bodybuilders with a methodology that would otherwise have taken them long to learn.

The Weider Principles have grown in number as years have passed by, as training routines have been evolving.

Are they necessary to be learned? They are, if a high degree of muscular development is desired, in order not to come to a standstill and stop growth.

Weider Principles for Beginners

Overloading Weider Principle

It consists of increasing load and intensity in subsequent trainings. Everything must always be gradual. The overloading concept supports the whole training and it is a solid foundation of the Weider training.

Isolation Weider Principle

Each muscle contributes to a complete movement, either as an outrigger, agonist, antagonist or synergist.

If maximum muscular growth is desired, muscles must be worked on as isolatedly as possible. For instance, the Scott curl isolates the brachial muscle better than the pulldowns with closed and inverted chain.

Muscle Confusion Weider Principle

It consists of constant change of exercises, series and reps for the muscles not to get used to a specific workout.

Priority Weider Principle

Weakest muscles must always be trained first, when we have more energy.

Weider Principles for Intermediates

Pyramid Weider Principle

Muscle fiber grows and strengthens when it contracts because of heavy resistance.

As months of training pass by, we will be able to handle much heavier loads.

Owing to that, and so as not to hurt ourselves, we must always start with light loads and more reps, and gradually increase weight and decrease the number of reps in subsequent series.

Split System Weider Principle

Although working out the whole body in one session is effective during the first training months, it is necessary to divide the routine in order to be able to add more exercises and series to work every muscle group. This will allow us to work out with higher intensity.

Circulation Weider Principle

When an exercise is performed for one muscle, you are flushing it with blood. So, when several exercises are performed for one single muscle, you are constantly pumping it to boost its growth.

Supersets Weider Principle

It consists of doing two exercises with no rest for antagonist muscles, for example biceps and triceps.

Take into account that when one muscle is working, its antagonist is resting, so superset is not only a great pumping mechanism but it also enhances its recovery.

Compound Sets Weider Principle

It consists of two exercises with no rest in-between for one single muscle group. For example, we could do standing straight-bar curl followed by Scot bench curl with EZ bar for biceps.

Holistic Training Weider Principle

It consists of working each muscle with series of high and low reps, given that although optimum reps range to grow is between 6 and 8, aerobic systems of cells (mitocondria) respond to high repetition training.

Cycle Training Weider Principle

During one part of the year, the routines should be attempted for strength and size, while during others the weight must be reduced and the number of reps must be increased, with less rest between series.

This is called *quality work,* due to the fact that in this way injuries are prevented while variety is obtained and progress continues.

Iso-tension Weider Principle

It consists of contracting muscles during and at the end of training. This constant isometric contraction allows better neurological control of the muscles and when posing during competitions, greater prominence and separation.

Advanced Weider Principles

Cheating Weider Principle

It is the aid needed to complete a series and work the muscle as intensively as posible. It must be carefully applied and only in the last reps of a series.

Tri-sets Weider Principle

It consists of doing three exercises for one single muscle group with no rest in-between. This allows to achieve great pumping while one muscle is being worked from several different angles. They are also excellent to increase vascularity.

Giant Sets Weider Principle

It consists of doing four or five exercises for one single muscle group with no rest in-between.

They are excellent to work the weak area of a muscle group, for instance, if you wish to produce more striations in the internal area of the chest (where the breastplate joins the sternum).

Pre-exhaustion Weider Principle

It consists of first doing an isolation exercise and then a multi articulation one. For instance, you can start training your quadriceps with lying extensions and then continue with squats. Lying extensions will fatigue the quadriceps, which will then be more intensively trained by the squats, by supporting these muscles upon others such as the low back tensors and buttocks.

Rest-pause Weider Principle

It consists of doing an exercise with as much weight as possible for 2 or 3 reps, resting for 30 to 45 seconds, going on to 2 or 3 more, resting for 45 to 60 seconds and doing 2 more reps, resting again for 60 to 90 seconds and trying to do 1 or 2 more reps. In this way, you will have done a series of 7 to 10 reps with almost maximum weight. The rest-pause technique produces strength and size.

Peak Contraction Weider Principle

It consists of maximum tightening of a muscle when reaching final position of a rep. This enables to give more shape, striation and peak.

Continuous Tension Weider Principle

Inertia can be a muscle's worst enemy, so when we are doing an exercise we must avoid swinging. It is better to train in a slow and controlled way, keeping constant tension over the muscles at all times. This kind of training generates intensity and stimulates muscle fibers.

Retro-gravity Weider Principle

Losing weight against gravity is a very intense kind of training to obtain muscle growth. A partner who lifts the weight and resists the lowering is needed.

Intensive Reps Weider Principle

It consists of doing a series until muscle failure and getting a training partner to help you do an extra couple of reps. This type of reps is a drastic method that allows to work muscle fibers beyond normal.

Double Split Weider Principle

Many current bodybuilders train one muscle in the morning and another in the afternoon so as to count on more energy per session.

Triple Split Weider Principle

Similarly to the Double Split Weider Principle, it consists of splitting training in three daily sessions, for the same reason.

Burns Training Weider Principle

By doing partial reps at the end of an exercise series, a surplus of blood and lactic acid is carried to the worked muscle. This boosts size and vascularity increment.

Flushing Weider Principle

The aim of this principle is to saturate the muscle with blood in a very short time. To achieve this, repetitive exercises until muscle failure, quality training, pumping and intensive reps are performed.

Staggered Sets Weider Principle

It consists of doing series of exercises for weak muscles between series for the main groups which is being worked. This allows more delayed muscles to catch up.

Superspeed Weider Principle

It consists of doing exercises at high speed and explosive strength, stimulating fast-twitch fibers.

Quality Weider Principle

It consists of reducing rest between series of the exercises we do. This enhances vascularity and muscle definition.

Descending Sets Weider Principle

It consists of doing a series until muscle failure, remove the weight for two more reps, and so on, until it is not possible to continue. It is a very hard way to increase intensity.

Instinctive Training Weider Principle

Experience will let you learn what works best for progress. This will enable you to develop your own routines.

Training Tips

- 1- To achieve a good level of muscle mass, you must take training seriously and do your best in every session.
- 2- You must be consistent and must not skip training. This is the only thing that will make you fulfill your aim, since a first-rate body is not built overnight.
- 3- If possible, you should find a training partner you share aims with. This will encourage you to train and your performance will be better in each session.
- 4- If you do not count on a training partner, you can find a personal trainer to get best performance.
- 5- Get all the necessary gadgets for a correct training: belt, gloves, and so on; nothing must interrupt your session or lead you to half-baked training.
- 6- Write a training journal to evaluate progress and make all necessary adjustments.

10- How to Enhance Results by Means of Nutritional Supplements

The use of supplements is recommended when there exist nutritional deficiencies, to improve sports performance or accelerate results, for instance in fat loss.

A list of recommended supplements and their advantages will follow.

- 1- Nutritional shakes
- 2- Dietary fiber
- 3- Green tea
- 4- Green coffee
- 5- Caffeine
- 6- Arginine
- 7- Multivitamin products
- 8- Glucosamine

Nutritional Shakes

Nutritional shakes are powder products which contain all nutrients necessary for a correct and complete meal, as they have proteins, carbohydrates, low fat content, fibers, vitamins and minerals.

Nutritional shakes are excellent for intakes between meals or to replace them, since they contain very few calories per piece but all the nutrients needed by the body.

This will allow a faster achievement of the aim of reaching a low percentage of body fat.

They are also ideal to drink after training if it is desired to increase muscle mass, to boost muscle recovery.

They are very easy to prepare, you just mix a cup of the product with a glass of milk, yogurt or water, you shake it, and they are ready to drink.

The advantage is that you can carry them anywhere in shakers and prepare them very quickly when feeding time is not enough owing to your personal daily duties.

A trick that I always recommend is, if you like to take it with milk and have to carry it somewhere, you can just mix it with powder milk and that is it.

Dietary Fiber

Dietary fiber can be defined as the part of plant-based foods that the body has not been able to digest or absorb.

From a nutritional point of view and strictly speaking, dietary fiber is not a nutrient, as it does not directly take part in basic metabolic processes of the organism, however, it plays a very important physiological role, such as stimulating intestinal peristalsis, boosting digestion regularity and intestinal transit, supporting healthy growth of intestinal flora, and benefitting the colon's health for a healthy disposal.

Green Tea

Green tea increments metabolism and provides extra energy to help burn fat.

Green Coffee

Green coffee (raw coffee grains) accelerates metabolism, causes a feeling of fullness and has a significant effect on absorption and usage of blood glucose.

Caffeine

Caffeine is an alkaloid that belongs to the xanthine family and has stimulant properties of the central nervous system, apart from incrementing heart and breathing rate.

Using it improves sports performance, helps lose fat and helps in cognitive tasks.

Arginine

Arginine is an amino acid that turns into nitric oxide, accelerating blood flow toward the muscles, which enhances muscle congestion and oxygen, and nutrients reach to the muscle cells.

Arginine generates impressive pumping and maximum energy if consumed before training.

It is considered to be the most powerful nutraceutical ever discovered given its powerful health properties, and that is the reason why scientists call it "miracle molecule".

It also boosts muscle growth, fat reduction and liver detoxification, and it improves the immune system.

Multivitamin Products

Vitamins and minerals regulate the chemical processes of the body, they are essential for maintaining life, for growth and for reproduction.

By having a varied and balanced nutrition, there should not be any deficiencies, but if few fruits and vegetables are consumed, multivitamin products might be necessary.

They might also be necessary in cases in which high intensity training is performed.

Glucosamine

Glucosamine is a natural substance of the human body. It uses it to produce a variety of other substances involved in formation of tendons, ligaments, cartilage, and thick liquid around the joints.

Used as nutritional supplement, it prevents joint pain and keeps the joints healthy.

11- The 3 System Summary

A brief review of how to apply the 3 System will follow.

- 1- Take three daily meals, dividing the intakes along the day or with the intermittent fasting protocol.
- 2- Take every meal as indicated by the system, dividing each intake into three pieces and consuming the corresponding food considering your nutrition type.
- 3- Drink water or sugarless juice during meals.
- 4- Between meals along the day, drink infusions, tea or coffee, as you wish.
- 5- Drink at least 2 liters of water a day, to be well-hydrated.
- 6- Take three cheat meals a week, each of them consisting of three pieces of free foods.
- 7- Remember that free drinks and desserts count as free foods in cheat meals.
- 8- Distribute the cheat meals along the week so as not to wait long to eat something you like.
- 9- Exercise three times a week with your favorite activity, raising the frequency gradually in order not to have injuries or health problems.
- 10- Adopt the 3 System as a lifestyle, as it will let your body fat remain at a low percentage and you will feel really good.

12- General Tips to Best Pursue the 3 System

- 1- Eat three times a day, have three cheat meals a week, always keep the three pieces per intake pattern, have intermittent breakfasts -which are highly beneficial for your health and speed up fat loss-, exercise during fast periods and use nutritional supplements to enhance results.
- 2- For main meals, always choose quality foods and those with a better nutritional profile, leaving the others for cheat meals.
- 3- In main meals, avoid eating fried and breaded foods, and those with a high content of saturated fat.
- 4- Eat whole eggs, including yolk, as it contains healthy fats, contributes with very little LDL cholesterol, is lecithin-rich, contains choline, antioxidants like lutein and zeanxanthin, vitamins A, E, D, B9 (folic acid), B1, B2, B6, B12, and minerals like iron, potassium, phosphorus and magnesium, besides a large quantity of proteins.
- 5- If whatever the reason, a fourth daily intake is needed owing to your routine, eat a mid-afternoon meal alike breakfast.
- 6- After dinner, wait for two hours before you go to bed.

- 7- Exercise with moderation taking account of your own fitness, always gradually.
- 8- Use nutritional supplements to cover for nutrition deficiencies, speed up fat burning, enhance sports performance and fulfill personal aims faster.
- 9- Have a daily 8-hour sleep.

13- Final Message

This is the end of the book; I hope you have liked it and really use it to get good fitness and health.

You have the tools, now it is you call to take action!

I appreciate your trust and recommendation, and I wish you all success.

Remember: your success is my success.

14.- Contact

For personalized consultancy on nutrition, training and supplementation, you can contact me at the following website:
www.marioteresano.com

Mario Teresano

The author does not take responsibility for the use or misuse of the information in this book.

If you have any questions or concerns, always contact your doctor.

Índice / Table of Contents

Editorial LibrosEnRed

LibrosEnRed es la Editorial Digital más completa en idioma español. Desde junio de 2000 trabajamos en la edición y venta de libros digitales e impresos bajo demanda.

Nuestra misión es facilitar a todos los autores la edición de sus obras y ofrecer a los lectores acceso rápido y económico a libros de todo tipo.

Editamos novelas, cuentos, poesías, tesis, investigaciones, manuales, monografías y toda variedad de contenidos. Brindamos la posibilidad de comercializar las obras desde Internet para millones de potenciales lectores. De este modo, intentamos fortalecer la difusión de los autores que escriben en español.

Ingrese a www.librosenred.com y conozca nuestro catálogo, compuesto por cientos de títulos clásicos y de autores contemporáneos.

www.ingramcontent.com/pod-product-compliance
Lightning Source LLC
Chambersburg PA
CBHW021830020426
42334CB00014B/562
* 9 7 8 1 6 2 9 1 5 4 2 0 6 *